Joachim Küchenhoff

Psychose

Viele Begriffe, die wir aus der Psychoanalyse kennen, blicken auf eine lange Geschichte zurück und waren zum Teil schon vor Freuds Zeit ein Thema. Einige Begriffe haben längst den Weg aus der Fachwelt hinaus in die Umgangssprache gefunden. Alle diese Begriffe stellen heute nicht nur für die Psychoanalyse, sondern auch für andere Therapieschulen zentrale Bezugspunkte dar.

Die Reihe »Analyse der Psyche und Psychotherapie« greift grundlegende Konzepte und Begrifflichkeiten der Psychoanalyse auf und thematisiert deren jeweilige Bedeutung für und ihre Verwendung in der Therapie. Jeder Band vermittelt in knapper und kompetenter Form das Basiswissen zu einem zentralen Gegenstand, indem seine historische Entwicklung nachgezeichnet und er auf dem neuesten Stand der wissenschaftlichen Diskussion erläutert wird.

Alle Autoren sind ausgewiesene Fachleute auf ihrem Gebiet und können aus ihren langjährigen Erfahrungen in Klinik, Forschung und Lehre schöpfen. Die Reihe richtet sich in erster Linie an Psychotherapeuten aller Schulen, aber auch an Studierende in Universität und Therapieausbildung.

Unter anderem sind folgende Themenschwerpunkte in Planung:
Infantile Sexualität | Soziale Ängste | Suizidalität | Borderline-Störungen Depression | Triangulierung | Essstörungen | Übertragung/Gegenübertragung | Adoleszenz | Fetischismus

Bereits erschienen sind:

Band 1 Mathias Hirsch: Trauma. 2011.
Band 2 Günter Gödde, Michael B. Buchholz: Unbewusstes. 2011.
Band 3 Wolfgang Berner: Perversion. 2011.
Band 4 Hans Sohni: Geschwisterdynamik. 2011.

Band 5 **Analyse der Psyche und Psychotherapie**

Joachim Küchenhoff

Psychose

Psychosozial-Verlag

Bibliografische Information der Deutschen Nationalbibliothek
Die Deutsche Nationalbibliothek verzeichnet diese Publikation in der Deutschen Nationalbibliografie; detaillierte bibliografische Daten sind im Internet über http://dnb.d-nb.de abrufbar.

2. Auflage 2018

Gesetzlich vertreten durch die persönlich haftende Gesellschaft Wirth GmbH,
Geschäftsführer: Johann Wirth
Walltorstr. 10, 35390 Gießen, Deutschland
06 41-96 99 78 0
info@psychosozial-verlag.de
www.psychosozial-verlag.de

Umschlaggestaltung & Layout: Hanspeter Ludwig, Wetzlar
www.imaginary-art.net
Satz: Andrea Deines, Berlin
Druck und Bindung: Druckhaus Bechstein GmbH,
Willy-Bechstein-Straße 4, 35576 Wetzlar, Deutschland
Printed in Germany

ISBN 978-3-8379-2110-6 (Print)
ISBN 978-3-8379-6514-8 (E-Book-PDF)
ISSN 2943-6222 (Print)
ISSN 2943-6230 (Online)

Inhalt

Einleitung

Wenn ein 32-jähriger Mann im Jahre 2011, nach jahrelanger Vorarbeit, planvoll einen Massenmord verübt, weil er sich gemäß den eigenen Bekundungen gegen den Sozialismus, gegen den Islam, gegen die moderne Gesellschaft wendet und im vollen Wissen über das Unrecht den Mord dennoch durchführt, so wird rasch die Frage gestellt, ob ein so monströses, furchtbares Denken und Handeln noch mit normalpsychologischen Maßstäben zu messen ist. Wenn sich der Täter auch noch auf die Templerorden und andere längst vergangene Seil- und Bruderschaften abstützt und sich von einer Bewegung getragen fühlt, die es nicht mehr gibt, liegt es nahe zu überprüfen, ob sein Denken wahnhaft geworden ist. Die Suche nach einer psychotischen Motivierung des Grauens dient der Beruhigung. So wie das Rechtssystem vorsieht, dass der psychisch kranke Mensch unter bestimmten Umständen nicht schuldfähig ist, so entschärft für die meisten Menschen eine Diagnose das nicht einzuordnende Entsetzen, das bei den Berichten oder gar beim Erleben des Massenmords alle Denkmöglichkeiten überlagert. Die Diagnose einer psychotischen Störung beruhigt und stellt eine plötzlich vollständig infrage gestellte Ordnung wieder her. Mörderische Impulse sind dann »nur noch« die Angelegenheit eines kranken Gemüts.

Wenn ein Dichter wie Friedrich Hölderlin, der nicht nur konzeptionell revolutionär und radikal denkt, sondern auch im Umgang mit der Sprache an die Grenzen der Ausdrucksmöglichkeiten vorstößt, mit seinem Leben nicht mehr zurechtkommt und in Behandlung gehen oder Fürsorge in Anspruch nehmen muss, weil er psychisch so sehr leidet und dann ein psychotisches Leiden diagnostiziert wird, so stellt die Diagnose schnell den Dichter selbst infrage. Seine Ideen, sein Werk, seine Ausdruckskraft werden nun auf die geheimen Vorboten einer Krankheit untersucht. Für die Verehrer des Dichters stellt die psychiatrische Ebene eine Schande dar, so als würde der große Geist in den Schmutz gezogen; mit allen Mitteln wird versucht, sein Leiden nicht zu sehen, oder seine Eigenarten als einen Trick, als politische Klugheit etc. angesehen. Für die, die dem Dichter nie gewogen waren, die von den Gedichten beunruhigt waren, kann die Person nun endlich entlarvt werden, seine Poetik kann entschärft und als Gefasel eines Kranken abgetan werden (Gonther/Schlimme 2011).

Die beiden Beispiele zeigen, dass mit der Diagnose einer psychotischen Störung nicht nur medizinische, sondern zugleich viele weitere Faktoren in den Fokus rücken. Da ist der zwischenmenschliche Faktor, die Frage der Wertschätzung und Achtung, die so oder auch so durch die Diagnose beeinflusst werden kann: Im Fall des Massenmörders rettet die Diagnose die Wertschätzung, im Fall des Dichters kann sie diese untergraben. Da ist der soziale Faktor, der unter anderem die rechtliche Verantwortungsfähigkeit und damit Schuldfähigkeit betrifft, aber auch die soziale Achtung oder Ächtung einer Person. Psychiatrische Diagnosen können dazu führen, dass Personen ausgegrenzt, nicht mehr ernst genommen werden. Sie üben Macht aus, die auch gesellschaftliche Macht ist.

Der Umgang mit psychotisch kranken Menschen sagt viel aus über die Toleranz oder Intoleranz in einer Gesellschaft gegenüber Abweichungen, Besonderheiten, Exzentrizität und Ungewohntem. Psychiatrische Diagnosen transportieren immer noch ein Stigma, ganz besonders die psychotischen Störungen. Die meisten psychiatrischen Kliniken tragen Namen, die zwar längst nicht mehr die offiziellen Namen sind, die sich aber im Volksmund halten und mit der Geschichte von psychiatrischem Versorgungselend verbunden sind: die Friedmatt in Basel, der Hasenbühl in Liestal, das Wiesloch für die psychiatrische Klinik in Wiesloch, die Schlangengrube in Wien etc. Über psychotische Störungen lässt sich nicht reden, ohne das Verhältnis zwischen *Wahnsinn und Gesellschaft* (Foucault 1984) zu befragen.

Die beiden Beispiele zeigen ferner, dass die Diagnose einer psychotischen Störung schnell dazu verleitet, sie in Gegensatz zu anderen Fähigkeiten zu stellen, zur Verantwortung gegenüber dem eigenen Tun, aber auch zur dichterischen Befähigung. Offenbar wird die psychotische Störung als Störung der ganzen Person angesehen; der Kranke *ist* psychotisch, er *hat* nicht eine Psychose. Das hat auch ein »fundamentum in re«, einen Grund in der Sache selbst. Psychotische Störungen wurden einmal »Geisteskrankheiten« genannt, die Kranken galten umgangssprachlich als »verrückt«. Die – uns heute durchaus noch geläufige – Formulierung dafür war: Die Kranken haben den Verstand verloren. So falsch ist die Wortwahl ja nicht. Es hat sich im Erleben der Kranken etwas verschoben, nämlich der Wirklichkeitssinn, das Realitätsbewusstsein ist ver-rückt. Das alltägliche Verständnis von Selbst und Umwelt geht verloren, die eingespielten Fähigkeiten des Verstandes werden nicht mehr fraglos und ohne Weiteres eingesetzt.

Psychotische Störungen sind tatsächlich Ausdruck einer tief greifenden Veränderung des Denkens, Wahrnehmens, Empfindens und Handelns. Dabei gehen oft die selbstreflexiven Fähigkeiten verloren, die es ermöglichen, selbstkritisch und selbstdistanziert die veränderten Erlebnis- und Denkweisen wahrzunehmen und anzuerkennen – oder zu verwerfen. Die mangelnde Krankheitseinsicht macht jede Form von Therapie unter Umständen schwierig. Sie erschwert den Umweltbezug des Erkrankten und belastet nicht nur das Verhältnis zu den Therapeuten, sondern auch zu den Angehörigen. Sie kann dazu führen, dass in schwierigen Fällen eine Behandlung erzwungen werden muss; und damit wird der Kranke, der sich vielleicht schon längst Verfolgungen und Beeinträchtigungen ausgesetzt fühlt, sich nun vollends einem bösen Intrigennetz und undurchsichtigen Machtspielen ausgeliefert fühlen.

Weil psychotische Symptome aus tief greifenden Veränderungen und Belastungen des Denkens und des Fühlens resultieren, sind sie immer belastend, gleich, welche Ursache sie haben mögen. Und diese sind vielgestaltig. Psychotische Erfahrungen lassen sich nicht leicht »vergessen«, egal, woraus sie sich ableiten; sie sind zu einschneidend. Ein Alkoholentzugsdelir produziert besondere Halluzinationen, der damit verbundene biologische Prozess lässt sich erklären und beschreiben. Weil die Halluzinationen aber einen so unerschütterlichen Wirklichkeitscharakter haben, prägt sich die Erfahrung tief in das Gedächtnis ein. Dass der Alkohol bzw. sein Entzug diese psychotische Krise hervorruft, ist das eine; die

Erfahrung der Halluzination ist das andere, und diese Erfahrungsseite lässt sich nicht einfach durch eine Erklärung beseitigen. Jede psychotische Erfahrung ist wie ein Riss im Wirklichkeitssinn und daher eine doch tief gehende Beunruhigung darüber, dass die »natürliche Selbstverständlichkeit« (Blankenburg 1971) verloren gegangen ist, die das Leben sonst ausmacht.

Das vorliegende Buch handelt also von Krankheiten, die subjektiv tief greifend den Lebensalltag infrage stellen, die das Verhältnis des Erkrankten zu sich selbst, aber auch zur Umwelt belasten, die soziale Auswirkungen haben und die schließlich nicht leicht behandelbar sind, gerade wenn die Einsicht in die Krankheit (»Compliance«) und die Behandlungsmotivation fehlen.

Ist damit, dass sich unter Umständen der Wirklichkeitssinn ver-rückt hat, auch das psychotische Erleben sinnlos? Lässt es sich verstehen, und wenn ja, in welcher Weise lässt es sich verstehen? Diese Frage überhaupt zu stellen, setzt mehrere Schritte voraus, die in der Geschichte der Psychiatrie bis heute alles andere als selbstverständlich gewesen sind.

Der erste Schritt führt von der Form psychotischer Produktion zum Inhalt und verbindet beide Aspekte. Nach dem Sinn in der Psychose zu fragen bedeutet, nicht nur eine Diagnose aus der ver-rückten Form des Erlebens zu extrahieren, sondern das, was der psychotisch kranke Mensch zu sagen hat, ernst zu nehmen, es an sich herankommen und sich davon berühren zu lassen.

Damit ist schon der zweite Schritt genannt. Er führt von der medizinisch-diagnostizierenden, objektivierenden Betrachtung zu einer interaktionalen oder intersubjektiven Sicht. Schon die Erhebung des psychopathologischen Befunds entspringt einer sozialen Situation; der Befund wird in einer Interaktion erhoben. Johann Glatzel hat die psychopathologische Diagnostik als Gelingen oder Misslingen einer »konsensuellen Situationsdefinition« (Glatzel 1978) beschrieben. Das interaktionale Moment ist aber nicht auf Einigungsprozesse beschränkt. Befunde werden nicht erhoben, sondern hergestellt, konstruiert. Die Haltung des Diagnostikers bestimmt das, was er sieht oder hört. Schon für die Diagnose, nicht erst für die psychotherapeutische Arbeit ist die interpersonale Begegnung entscheidend.

Der dritte Schritt geht in dieser Richtung noch weiter; er erweitert die intersubjektive Perspektive, indem er sie für ein

Verständnis der psychotischen Symptome nutzt. Dann ist entscheidend zu überlegen, was der Kranke dem anderen zu sagen hat, wer dieser andere überhaupt ist: Wer aus der verinnerlichten Beziehungswelt des Kranken ist angesprochen? Welche Beziehungserfahrungen hat der Kranke im Verlaufe seines Lebens gemacht, sodass er sich dem anderen gegenüber in der aktuellen Begegnungssituation so und nicht anders verhält? Aus dem Befund wird eine Antwort: Das Symptom antwortet auf den anderen, der verletzt hat, der gefehlt hat, der intrusiv Grenzen verletzt hat – wie auch immer.

Es verlangt viel, sich auf diese Weise auf den *Geisteskranken als Mitmensch* (Benedetti 1983) einzulassen. Das vorliegende Buch stellt die Beiträge dar, die die psychoanalytischen Konzepte geleistet haben oder leisten, um dem psychotisch erkrankten Menschen gerecht zu werden und ihn ernst zu nehmen. Es bleibt aber nicht bei einer bloßen historischen Darstellung stehen, sondern fasst sie schließlich in doppelter Weise zusammen, einmal indem die Haltung beschrieben wird, die der Therapeut oder die Therapeutin in der Begegnung mit psychotisch kranken Menschen braucht, zum anderen indem die psychodynamisch relevanten diagnostischen und therapeutischen Dimensionen psychotischer Störungen in einem Faktorenmodell anschaulich zusammengefasst werden.

Dabei werden wahnhafte psychotische Störungen und schizophrene Störungen im Vordergrund stehen. Nicht berücksichtigt werden Psychosen im Rahmen einer schweren Depression; die Dynamik depressiver Störungen verdient wegen ihrer Komplexität eine gesonderte und eigene Analyse.

Mein Dank geht an den Psychosozial-Verlag und seinen Verleger, Professor Hans-Jürgen Wirth, für den vertrauensvollen Auftrag, das Thema »Psychose« zu behandeln, und an Christian Flierl vom Psychosozial-Verlag sowie meine Chefarztsekretärin Elke Anschütz für die umsichtige Arbeit am Manuskript. Besonders dankbar bin ich Cordula Olshausen Küchenhoff, die als kritische Erstleserin und unterstützende Partnerin wesentlich zum Gelingen des Buchs beigetragen hat.

Psychiatrie, Psychopathologie und Psychodynamik

Psychiatrische Klassifikationen und ihre Grenzen

Die »Psychose« als Oberbegriff ist weitgehend aus den psychiatrischen Klassifikationen verschwunden. Die ICD-10 ebenso wie das DSM-IV vermeiden die Kennzeichnung »psychotisch« zwar nicht, aber sie nutzen sie nicht mehr, um damit eine große Kategorie psychischer Leiden zu charakterisieren. Die ICD-11 und das DSM-V werden voraussichtlich die akuten psychotischen Störungen differenzierter ausarbeiten, aber ansonsten denselben Weg einschlagen. Die Verwendung von »Psychose« als Oberbegriff hatte historisch einen Sinn, weil es einen Gegenpart gab, und zwar den ebenfalls weitgehend verschwundenen Neurosebegriff.

Eine Neurose war dadurch definiert, dass sich Symptome charakterisieren lassen, die nicht die ganze Persönlichkeit beeinträchtigen, sondern neben gesunden Anteilen bestehen und zu mehr oder weniger großen Beeinträchtigungen führen. Die psychischen Belastungen, die zur Neurose führten, waren als langfristig wirksame, unter Umständen bis in die Kindheit zurückreichende Belastungen angesehen worden.

Psychosen hingegen betrafen die gesamte Person und das Verhältnis zur Außen- und Mitwelt, weil sie durch den Verlust der Realitätsprüfung gekennzeichnet waren. Zugleich waren mit der Nomenklatur Entstehungstheorien verbunden. Neurosen wurden als – belastendes, schwieriges – Produkt einer ungünstigen Lerngeschichte oder eines psychischen Konfliktes angesehen, eines Konfliktes, der abgewehrt werden musste, sodass er sich vielleicht nicht mehr im Bewusstsein, aber doch im Symptom auf verborgene Weise wieder bemerkbar machte. Neurosen waren also im Prinzip psychogene Leiden. Psychosen wurden demgegenüber entweder als organisch verursacht (»exogene Psychose«) oder als Folge eines unbekannten, letztlich biologischen Prozesses (»endogene Psychosen«) aufgefasst. Dabei war der Übergangsbereich, die sogenannte psychogene Psychose, umstritten. Dass auch psychotisches Leiden aus Konflikten entstanden sein könnte, wurde lange Zeit sehr kontrovers diskutiert; in diesen Übergangsbereich gehörten zum Beispiel die hysterischen Psychosen, die Freud noch »Psychose durch Übersteigerung« genannt hatte. Der hysterische Mechanismus dreht gleichsam so hoch, dass er sich schließlich verselbstständigt; die hysterische Theatralisierung wird zum Spiel, in dem der Kranke gefangen und an das er nun völlig hingegeben ist.

Ohne Frage ist auch in der Rückschau zutreffend, dass sich in dieser dichotomen Begriffswahl beschreibende und ätiologisch relevante Theorien ungut vermischten und in verschiedenen Richtungen Vorurteile produzierten. So verwundert es nicht, dass sich die Diagnostik erneuern musste. Die ICD-10 von 1991 (Dilling et al. 1991) verzichtete auf den Krankheitsbegriff und führte stattdessen den *Störungs*begriff folgendermaßen ein: »Der Begriff ›Störung‹ (disorder) wird in der gesamten Klassifikation verwendet, um den problematischen Gebrauch von Ausdrücken wie ›Krankheit‹ oder ›Erkrankung‹ weitgehend zu vermeiden« (S. 22). Der Grund schien auf der Hand zu liegen: Einer einseitigen Medizinalisierung der Psychiatrie sollte entgegengetreten werden.

Der Begriff »Störung« ist also zunächst »negativ« definiert. Er hat seinen Wert darin, andere Begriffe zu negieren. Durch die Wahl eines letztlich nichts sagenden Begriffs wurde ein Denken abgewiesen, das einseitig und vorschnell in nosologischen Konzepten befangen war, also etwa »Ursachen« im Rahmen von Krankheitslehren gleich mitlieferte. Der Störungsbegriff sollte öffnen und eingespielte Denkmuster hinterfragen. Dass er »kein exakter Begriff« ist, wurde sogleich eingeräumt. Er sollte dennoch dazu dienen, »einen klinisch erkennbaren Komplex von Symptomen oder Verhaltensweisen an[zu]zeigen, die immer auf der individuellen und oft auch auf der Gruppen- oder sozialen

Ebene mit Belastung und mit Beeinträchtigung verbunden sind, sich aber nicht auf der sozialen Ebene allein darstellen« (ebd.).

Der Störungsbegriff wollte nosologisch, im Rahmen einer Krankheitslehre also, neutral bleiben. Er ist diesem Ziel freilich nicht gerecht geworden. Oft genug unmerklich oder unreflektiert werden Störungen doch wieder als Krankheiten angesehen. Die Sprache ist, wie immer, verräterisch: Einer Wiederkehr des Verdrängten kommt es gleich, wenn dennoch ständig von »Komorbidität« gesprochen wird dort, wo das gemeinsame Auftreten unterschiedlicher Störungen gekennzeichnet werden soll. »Morbus« ist bekanntlich die Krankheit; im Begriff der Komorbidität widerlegt sich die Krankheitsnegation des Störungsbegriffes selbst.

Der zweite wichtige Anspruch der klassifizierenden Diagnostik ist ihre Theoriefreiheit. Die vorschnellen ätiologischen Konzepte sollen eben gerade vermieden werden. An die Stelle der theoretischen Voreingenommenheit soll die genaue Beschreibung der Phänomene treten. Sie impliziert eine phänomenologische Grundhaltung, die darin besteht, von den theoretischen Zugangsweisen, den konzeptuellen Vorurteilen zu abstrahieren, sie auszuklammern, um so zum Phänomen vorzustoßen, das dann je unterschiedlich interpretiert werden kann (und wahrscheinlich muss). Die Inventare haben sich einer radikalen Deskriptivität verpflichtet; nach den festgelegten Kriterien werden klinische Auffälligkeiten beschrieben. Verhaltensweisen und Erlebnisformen werden so in eine Vielzahl von psychiatrischen Diagnosen zerschnitten. So entsteht ein breiter horizontaler Teppich von Diagnosen, der unübersichtlich zu werden droht und den Kliniker ratlos zurücklassen kann.

Aber ist eine »theoriefreie« Vorgehensweise in einer Wissenschaft überhaupt möglich? Dieses Postulat widerspricht den Grundlagen jeder hermeneutischen Theorie, nämlich dass jede Wirklichkeitserfassung von einem Vor-Urteil (Gadamer 1960) ausgeht; nichts entsteht »ab ovo« ganz neu, sondern alles wird entfaltet aus einer bestimmten, schon vorbestehenden, soziokulturell geprägten Perspektive.

Wie geht die klassifizierende Diagnostik vor? Die Beschreibung des psychischen Befunds zielt darauf ab, ein Denken in Zusammenhängen aufzulösen und Syndrome nebeneinanderzustellen, ohne sie hierarchisch zu ordnen oder sie aufeinander zu beziehen. Die voraussetzungslose, »atheoretische«, nur an Algorithmen ihrer Operationalisierung gebundene Diagnostik verdankt sich – schon das ist eine theoretische Grundposition! – einer Elementenpsychologie. Sie beginnt bei der Befunderhebung. Schon Karl Jaspers hat in seiner *Allgemeinen Psychopathologie* (1913) das Seelenleben in Grundelemente zergliedert; diese Analyse von seelischen Einzeltatbeständen hat sich auch einhundert Jahre später erhalten.

Im deutschsprachigen Raum hat sich das System der AMDP (= Arbeitsgemeinschaft für Methodik und Dokumentation in der Psychiatrie) etabliert. Es hilft vor allem dem jungen Psychiater in der Weiterbildung, darauf zu achten, ob eine Halluzination vorliegt, ob das Denken gestört ist, ob das Ich-Erleben kohärent geblieben ist, ob die Affekte parathym oder synthym erscheinen etc. Aus diesen Einzeltatbeständen als Kriterien können unter Umständen Diagnosen abgeleitet werden. Bleiben wir bei den Denkstörungen: Eine Ideenflüchtigkeit verweist auf eine Manie; schizophrenes Denken erscheint demgegenüber als inkohärent oder zerfahren. Kein Einzelmerkmal reicht aus, um eine Diagnose zu stellen. Aber der Einzeltatbestand ist doch ein wesentlicher Baustein in dem Puzzle, das zu ihr führt (dazu auch Scharfetter 2002). Völlig verloren geht dabei der Blick auf den Zusammenhang, in dem zum Beispiel eine Denkstörung auftritt: bei *welchen* Themen etwa oder im Gespräch mit *welchen* Menschen.

Aufbauend auf dem elementaristischen Befund werden Störungsbilder nach operationalisierten Kriterien definiert. »Operationalisierung« heißt, beobachtbare Kriterien zu finden, die im Sinne eines bestimmten Algorithmus zu einer Definition zusammentreten. Diese Definitionen sind notwendig reduktiv und konventionell, sie müssen Beobachtungen reduzieren und in eine Form bringen. Der kriteriengeleitete klinische Blick wählt aus der klinischen Vielfalt und blendet andere mögliche Zusammenhänge aus. Diese Auswahl der Kriterien selbst aber kann nicht frei von Interpretation sein.

Die Annahme einer atheoretischen Vorgehensweise ist fatal, weil sie erstens etwas verspricht, was grundsätzlich nicht zu halten ist, und weil sie zweitens Voraussetzungen verdeckt, die gleichwohl die Sicht auf die gesamte Klinik bestimmen. Wissenschaftstheoretisch notwendig ist es deshalb vielmehr, die gewählten Kriterien als Vor-Urteile, als theoretische Voraussetzungen ernst zu nehmen und transparent zu machen. Nur dann lassen sie sich auch auf zugrunde liegende »biases«, Theoriefilter, hin befragen. Dies geschieht leider selten; der Anspruch auf theoriefreie Diagnostik verstellt den Blick auf die – immer kritisch zu hinterfragenden – Theorievoraussetzungen.

Die Klassifikationssysteme schaffen ihrerseits Konventionen, die neue Wirklichkeiten vorgeben. Sie schaffen neue Fachsprachen, die so selbstverständlich werden, dass die Sprache mit der Wirklichkeit verwechselt wird. Sie ermöglichen vieles, aber grenzen auch viele alternative Sichtweisen aus. Deshalb muss die wissenschaftstheoretische Analyse am Anfang stehen. Sie öffnet den Blick wieder für die Möglichkeiten der nicht im Klassifikationssystem von DSM und ICD aufgehenden Perspektiven, und dazu gehört die psychoanalytische Vorgehensweise.

Psychotische Störungen in der ICD-10

Bei aller berechtigten Kritik bleibt es unmöglich, sich den Klassifikationssystemen, die die geltende Fachsprache definieren, zu entziehen. Das vorliegende Buch konzentriert sich auf die Psychodynamik der Psychose, nicht auf die deskriptive Diagnostik. Dennoch ist es wichtig, die Krankheitsbilder, die mit dem Begriff »Psychose« verbunden sind, zu kennen. Deshalb folgt nun eine kurze Übersicht zu den psychotischen Störungen in der ICD-10.

Da sind zunächst die Schizophrenien sowie die schizotypen und wahnhaften Störungen, die unter F 20 bis F 29 erscheinen.

Die paranoide Schizophrenie (F 20.0) ist durch beständige, häufig paranoide Wahnvorstellungen gekennzeichnet, meist begleitet von akustischen Halluzinationen und Wahrnehmungsstörungen.

Die hebephrene Schizophrenie (F 20.1) ist eine Form der Schizophrenie vor allem bei Jugendlichen und jungen Erwachsenen, bei der die affektiven Veränderungen im Vordergrund stehen, Wahnvorstellungen und Halluzinationen flüchtig und bruchstückhaft auftreten, das Verhalten verantwortungslos und unvorhersehbar ist und Manierismen häufig sind. Die Stimmung ist flach und unangemessen. Das Denken ist desorganisiert, die Sprache zerfahren. Der Erkrankte neigt dazu, sich sozial zu isolieren.

Die katatone Schizophrenie (F 20.2) ist gekennzeichnet von den im Vordergrund stehenden psychomotorischen Störungen, die zwischen Extremen wie Erregung und Stupor sowie Befehlsautomatismus und Negativismus alternieren können.

Von undifferenzierter Schizophrenie (F 20.3) spricht die ICD-10, wenn die allgemeinen diagnostischen Kriterien der Schizophrenie (F 20) zwar erfüllt sind, ohne aber genau zu einer Unterform zu passen.

Nach der hier nur zu erwähnenden Rubrik der postschizophrenen Depression (F 20.4) folgt das schizophrene Residuum (F 20.5); es ist als chronisches Stadium in der Entwicklung einer schizophrenen Krankheit beschrieben, das durch lang andauernde, jedoch nicht unbedingt irreversible »negative« Symptome charakterisiert ist. Zu ihnen zählen psychomotorische Verlangsamung, verminderte Aktivität, Affektverflachung, Passivität und Initiativemangel, qualitative und quantitative Sprachverarmung, geringe nonverbale Kommunikation durch Gesichtsausdruck, Blickkontakt, Modulation der Stimme und Körperhaltung, Vernachlässigung der Körperpflege und nachlassende soziale Leistungsfähigkeit.

Die Schizophrenia simplex (F 20.6) verläuft schleichend, aber kontinuierlich (»progredient«) und geht einher mit merkwürdigem Verhalten, mit einer Einschränkung, gesellschaftliche und soziale Anforderungen zu erfüllen, und mit Verschlechterung der allgemeinen Leistungsfähigkeit. Die charakteristische Negativsymptomatik des schizophrenen Residuums (Affektverflachung und Antriebsminderung) entwickelt sich ohne vorhergehende sogenannte produktive psychotische Symptome (Angst, Wahn, Halluzinationen etc.).

Unter F 20.8 fallen weitere Formen der Schizophrenie, unter F 20.9 nicht näher bezeichnete Schizophrenien. Schizotype Störungen (F 21) werden diagnostiziert, wenn die Denk- und Verhaltensauffälligkeiten Schizophrenie-ähnlich wirken, aber die Kriterien für die Diagnose einer bestimmten Schizophrenieform nicht erfüllt sind. In der DSM-IV werden sie den Persönlichkeitsstörungen zugeordnet.

Wenn wir von den Psychosen sprechen, müssen wir auch an die rein wahnhaften Erlebnisweisen denken, die andere Merkmale einer schizophrenen Störung vermissen lassen, vielmehr ganz durch den Wahn charakterisiert sind. Ein Wahn ist eine »Beziehungssetzung ohne Anlass« (Gruhle 1953). In der Regel bezieht der wahnhaft Erlebende ein Umweltereignis auf sich, oft in einer bedrohlichen Weise, wenn er zum Beispiel davon überzeugt ist, dass der Nachrichtensprecher im Fernsehen ihm unmittelbar Zeichen gibt und ihn anklagt.

F 22 beschreibt die anhaltende wahnhafte Störung, bei der ein lang andauernder Wahn das einzige oder das am meisten ins Auge fallende klinische Charakteristikum darstellt und die nicht als organisch, schizophren oder affektiv klassifiziert werden kann.

Die wahnhafte Störung (F 22.0) ist demnach charakterisiert durch die Entwicklung eines einzelnen Wahns oder mehrerer aufeinander bezogener Wahninhalte, die im Allgemeinen lange, manchmal lebenslang, andauern. Der Inhalt des Wahns oder des Wahnsystems ist sehr unterschiedlich. Gelegentliche akustische Halluzinationen schließen besonders bei älteren Patienten die Diagnose jedoch nicht aus.

Unter die sonstigen anhaltenden wahnhaften Störungen (F 22.8) fallen Beeinträchtigungen, die zwar das eine oder andere Merkmal einer schizophrenen Störung aufweisen können, ohne dass aber die Diagnose erfüllt ist.

Nicht jedes wahnhafte Erleben, das akut und heftig auftritt, weist auf eine schizophrene Störung hin. Der Wahn kann eine kurz dauernde Reaktionsform sein, auch ohne dass er toxisch oder durch eine organisch fassbare Krankheit bedingt ist.

Die Kategorie F 23, akute vorübergehende psychotische Störung, ist schon durch die kurze Dauer definiert. Sie zeichnet sich durch den akuten Beginn (innerhalb von zwei Wochen) der psychotischen Symptome – wie Wahnvorstellungen, Halluzinationen und andere Wahrnehmungsstörungen – und durch eine schwere Störung des normalen Verhaltens aus. Eine vollständige Besserung erfolgt in der Regel innerhalb weniger Monate, oft bereits nach wenigen Wochen oder nur Tagen. Die Störung kann im Zusammenhang mit einer akuten Belastung stehen, definiert als belastendes Ereignis ein oder zwei Wochen vor Beginn der Störung.

Zu dieser Gruppe gehört auch die akute polymorphe psychotische Störung ohne Symptome einer Schizophrenie (F 23.0). Damit ist eine akute Störung beschrieben, bei der Halluzinationen, Wahnphänomene und Wahrnehmungsstörungen vorhanden, aber sehr unterschiedlich ausgeprägt sind und von Tag zu Tag oder sogar von Stunde zu Stunde wechseln. Häufig findet sich auch emotionales Aufgewühltsein mit intensiven vorübergehenden Glücksgefühlen und Ekstase oder Angst und Reizbarkeit. Die Vielgestaltigkeit und Unbeständigkeit sind für das gesamte klinische Bild charakteristisch; die psychotischen Merkmale erfüllen nicht die Kriterien für Schizophrenie. Die akute polymorphe psychotische Störung mit Symptomen einer Schizophrenie (F 23.1) ist eine Störung mit vielgestaltigem und unbeständigem klinischem Bild; trotz dieser Unbeständigkeit aber sind in der überwiegenden Zeit auch einige für die Schizophrenie typische Symptome vorhanden.

Die akute schizophreniforme psychotische Störung (F 23.2) ist eine Erkrankung, bei der die psychotischen Symptome vergleichsweise stabil sind und die Kriterien für eine Schizophrenie erfüllen, aber weniger als einen Monat bestanden haben. Die sonstige akute, vorwiegend wahnhafte psychotische Störung (F 23.3) ist eine akute Störung, bei der verhältnismäßig stabile Wahnphänomene oder Halluzinationen die hauptsächlichen klinischen Merkmale darstellen, aber nicht die Kriterien für eine Schizophrenie erfüllen.

Auch depressive Krankheitsbilder können tief greifende Veränderungen des Erlebens mit sich bringen. Die ICD-10 berücksichtigt die psychotischen Erlebnisse in einer besonderen Kategorie. Die schwere depressive Episode mit psychotischen Symptomen (F 32.3) ist eine Episode, bei der Halluzinationen, Wahnideen, psychomotorische Hemmung oder ein Stupor so schwer ausgeprägt sind, dass alltägliche soziale Aktivitäten unmöglich werden und eine Lebensgefahr durch Suizid und mangelhafte Flüssigkeits- und Nahrungsaufnahme bestehen kann. Halluzinationen und Wahn können, müssen aber nicht synthym sein. Das Gleiche gilt für die Manie, die auch mit wahnhaften oder halluzinatorischen Erlebnissen verbunden sein kann. Die Manie mit psychotischen Symptomen (F 30.2) geht einher mit einem Wahn (zumeist Größenwahn) oder mit Halluzinationen (zumeist Stimmen, die unmittelbar zum Betroffenen sprechen).

Psychotische Erlebnisweisen können durch psychotrope Substanzen induziert sein. Die halluzinogenen Drogen sind die bekanntesten Beispiele dafür. Die ICD-10 subsumiert sie unter F 10 bis F 19, den psychischen und Verhaltensstörungen durch psychotrope Substanzen.

Schließlich können psychotische Störungen durch körperliche Krankheiten oder durch Funktionsstörungen des Gehirns verursacht sein. Diese Kategorie umfasst verschiedene Krankheitsbilder, die ursächlich mit einer Hirnfunktionsstörung in Zusammenhang stehen, und zwar als Folge von primär zerebralen Krankheiten, systemischen Krankheiten, die sekundär das Gehirn betreffen, exogenen toxischen Substanzen oder Hormonen, endokrinen Störungen oder anderen körperlichen Krankheiten (F 06). Die psychotischen Erscheinungen im Rahmen eines Delirs handelt die ICD-10 extra ab (F 03). Die organische Halluzinose (F 06.0) ist eine Störung mit ständigen oder immer wieder auftretenden, meist optischen oder akustischen Halluzinationen bei klarer Bewusstseinslage. Sie können vom Patienten als Halluzinationen erkannt werden. Diese Halluzinationen können wahnhaft verarbeitet werden, der Wahn dominiert aber nicht das klinische Bild. Die Krankheitseinsicht kann erhalten bleiben. F 06.1 beschreibt die organische katatone, F 06.2 die organische wahnhafte Störung.

Es gibt, das ist durch die Beschreibung deutlich geworden, ein breites Spektrum an Reaktions- und Erlebnisweisen, die als »psychotisch« eingestuft werden. Es gibt nicht *die* Psychose und schon gar nicht *die* (eine) Ursache für psychotisches Erleben. Die Klassifikation kann hilfreich sein, um genau beschreiben zu können, was der kranke Mensch erlebt. Sie ist ein Ausgangspunkt – mehr nicht! Sie bietet keine Brücken an, die es erlaubten, Lebensgeschichte und Person mit dem Krankheitserleben zu verbinden. Sie erzieht zur Genauigkeit in der Beobachtung, aber lässt die Therapeutinnen und Therapeuten im Stich, die eine Beziehung mit dem Kranken aufnehmen und ihm in einem therapeutischen Gespräch helfen wollen. Dazu brauchen sie mehr als Deskription.

Verstehende Psychopathologie und die Person des psychotisch Erkrankten

Verstehende Psychopathologie und Psychoanalyse

Eine rein beschreibende Psychopathologie trägt noch nichts bei zum Verständnis von psychischen Erkrankungen. Die Beschreibungen liefern keine Erklärungen; eine Depression zu beschreiben erklärt nicht das Entstehen einer Depression. Eine Panikattacke als plötzlich aufsteigende und offenbar unmotivierte Angst zu beschreiben erklärt nichts und legt nicht einmal die Erklärung nahe, dass hier ein biologischer Rhythmus gestört sei. Die beiden großen diagnostischen Manuale ICD und DSM wollen zwar bewusst die Ursache-Wirkungs-Frage bei den psychischen Störungen vermeiden, sie haben aber zugleich auf das Verstehen dieser Erkrankungen verzichtet, das doch so notwendig ist, will man den kranken Personen in ihrem Lebensvollzug wirklich helfen.

Der Psychotherapieforscher David Orlinsky (2003) hat betont, dass die Genese einer Krankheit nur dadurch aufgeklärt werden kann, dass sich ein pathogenetischer Prozess finden und zweifelsfrei beschreiben lässt, der von den Symptomen unabhängig ist, die er produziert. Ansonsten erliegt man einem logischen Zirkelschluss (vgl. Küchenhoff 2003). Was damit gemeint ist, lässt sich am besten an Beispielen zeigen. Das erste Beispiel betrifft Karl Jaspers (1913). Er hatte für die Entstehung der schweren psychiatrischen Erkrankungen einen (biologisch fundierten) Krankheitsprozess postuliert, der die Endogenität, die biologische Eigengesetzlichkeit der Krankheitsentwicklung, erklären sollte. Die Annahme eines solchen Prozesses ist reine Setzung. Aus dem Krankheitsverlauf und dem Zustandsbild der Kranken, das als unverständlich angesehen wird, wird gefolgert, dass der Prozess biologisch verankert sei. Ich höre einen Wahnkranken sprechen, behaupte, dass er Unsinn redet, behaupte weiter, dass dieser Unsinn verursacht wird durch einen neurobiologischen Defekt – dessen Annahme mir wiederum ermöglicht, gar nicht mehr hinzuhören, was der Kranke sagt, mit der Folge, dass es mir unsinnig erscheint, was er äußert.

Heute – zweites Beispiel – wird das Verhältnis von Phänomen (Oberfläche) und zugrunde liegendem (Wirkungs-)Prozess (Tiefenstruktur) in anderer Weise verkürzt. Wenn behauptet wird, dass ein gestörter Cortisolstoffwechsel eine Depression ausmache, gleichgültig ob depressive Phänomene vorliegen oder nicht, so wird zwar nicht mehr vom Phänomen kurzschlusshaft auf den Prozess, allerdings ebenso kurzschlüssig umgekehrt von einem konkreten biologischen Geschehen auf das Phänomen geschlossen. In beiden Fällen fehlt die unabhängige Beschreibung von und die Vermittlung zwischen Symptom- und Prozessebene.

Der pathogenetische Prozess kann ein biologischer, kann aber auch ein psychologischer sein, und schließlich beides zugleich. Die Verbindungen zwischen Symptom und Genese müssen komplex gedacht werden. Ich werde im Folgenden nur die eine Seite betonen, indem der psychologische »Untergrund« der psychischen Störung herausgestellt wird. Hierbei besonders kommt die psychoanalytische oder psychodynamische Diagnostik ins Spiel. Es ist ihr ein Anliegen, die deskriptiven Klassifikationen durch eine Diagnostik zu erweitern, die Charakteristika eines psychologischen Prozesses zu beschreiben erlaubt, der der Störung zugrunde liegen *könnte*. Die Beschreibung von überdauernden und pathogenen seelischen Konflikten, die Bestimmung von Integrationsniveaus der Persönlichkeit und die Analyse von dysfunktionalen Beziehungsmustern (Arbeitskreis OPD 2006) haben alle dieselbe Aufgabe, nämlich das Auffinden von erlebnis- und erfahrungsbestimmenden psychologischen Mustern, die als die gesuchten Zwischenglieder zwischen der Endstrecke des Symptoms und dem biologischen Prozess angesehen werden können. Die Psychodynamik hat die Erbschaft einer Psychopathologie angetreten, die nicht nur als deskriptive Psychopathologie auftrat (dazu insbesondere Küchenhoff 2006a).

Die Psychopathologie hat sich lange Zeit als »Grundlagenwissenschaft« der Psychiatrie verstanden. Indem sie das Erleben der Patienten in den Mittelpunkt der psychiatrischen Forschung stellte und als Flucht- und Einigungspunkt der verschiedenen wissenschaftlichen Zugänge verstand, hat sie psycho(patho) logische Konzepte entwickelt, die die Grundmechanismen des – gesunden und gestörten – Seelenlebens erfassen und die Symptomentstehung von diesen her zu beschreiben erlauben.

Andere als psychodynamische Konzepte einer verstehenden Psychopathologie sind weitgehend in Vergessenheit geraten. Erinnert werden soll nur an einige wenige ausgewählte Positionen.

Daseinsanalyse: Die Daseinsanalyse wurde von Ludwig Binswanger und Medard Boss begründet. Sie stellt sich die Aufgabe, wissenschaftlich exakt Weltentwürfe zu analysieren. Sie stützte sich philosophisch auf die Existenzialanalytik Martin Heideggers. Die reflektierteste Vertreterin der Daseinsanalyse heute ist Alice Holzhey-Kunz (2002). An der Schizophrenie interessiert die Daseinsanalytiker nicht die Krankhaftigkeit oder der »Defekt«, sondern der abgewandelte Weltentwurf. Das psychotische Leiden ist »eine direkte und unmittelbare Revolte gegen die ontologische Grundsituation menschlichen Existierens« (Holzhey-Kunz/Läpple 2008).

Anthropologie: Die Anthropologie untersucht die Verhältnisse von Persönlichkeit und Krankheit. Hubertus Tellenbach (1961) hat sich zeitlebens mit der schweren Depression, der Melancholie, befasst. Er hat die Persönlichkeit des später melancholisch werdenden Menschen umschrieben und sie den »Typus melancholicus« genannt. Dieser scheitert an den Daseinsaufgaben, die sich allen Menschen stellen, vor allem an dem Umgang mit Verpflichtungen, mit Ansprüchen, mit dem Sollen und damit insgesamt an der Intentionalität als dem Ausgreifen auf die Zukunft und auf die Möglichkeit der Veränderung von Situationen. Der melancholisch werdende Mensch hat eine charakteristische Persönlichkeitsstruktur, die durch ein zeitliches Zurückgeworfensein (»Remanenz«) und eine räumliche Eingeschlossenheit (»Inkludenz«) gekennzeichnet ist. Krankheit entwickelt sich, wenn diese Daseinsaufgaben besonders stark gestellt werden und den krank Werdenden überfordern. Die melancholischen Wahninhalte (Schuld, Verarmung, Gesundheit) verweisen ex negativo auf die zentralen Daseinsaufgaben.

Phänomenologie und Gestaltpsychologie: Klaus Conrad (1958) hat in der Gestaltanalyse einen dritten Weg neben der Deskription des Unverständlichen, also der biologischen Psychiatrie, und der damals bedeutsamen Sinnerhellung aus dem Dasein, also der Daseinsanalytik, gesucht und gefunden. Angelehnt an die Erkenntnisse der Gestaltpsychologie hat er situativ sich entwickelnde seelische Zustände getrennt als Prozessgestalt dargestellt. Im Vorfeld schizophrener Erkrankungen leiden die

Menschen an Veränderungen ihrer gewohnten Erlebnisformen, die Conrad als Trema beschrieben hat, also als basale Verunsicherung. Die Handlungen erscheinen der Umwelt unsinnig, eine tiefe Depression etwa wird als unmotiviert und schwer einfühlbar erlebt. Das Misstrauen gegen andere, zuvor vertraute Personen steigt, eine Wahnstimmung kann das Erleben einfärben. Das Trema verdichtet sich zu der nächsten, der apophänen Phase (apophainesthai = sich offenbaren): Im Erleben des Kranken zeigen sich allmählich die Veränderungen des Erlebnisfeldes. Die Wahrnehmungen verändern sich, Wahnwahrnehmungen werden drängender, Bekanntheits- und Entfremdungserlebnisse kommen vor, der Kranke fühlt sich omnipotent, aber aufgrund der Anastrophe, der Zentrierung des Erlebnisfeldes auf die eigene Person, auch verunsichert: Alles lädt sich bedeutungsvoll auf und hat geheime Botschaften.

Zur Apophänie des Innenraums schließlich gehören Gedankeneingebungen und -ausbreitungen. Wenn sich nun der Wahn enthüllt (apokalyptische Phase), erhalten die Erlebnisse eine neue Bedeutung, freilich eine wahnhafte. Wenn der Wahn sich verstetigt und chronifiziert, tritt die Phase der Konsolidierung ein.

Strukturdynamik und Affektlogik: Werner Janzarik (1988), einer der großen noch lebenden Psychopathologen, ist ebenfalls von der Gestaltpsychologie ausgegangen. Er hat Struktur und Dynamik des Erlebens, ausgehend von der Gestalttheorie, aufeinander bezogen und etwa aus der Veränderung der Dynamik, zum Beispiel der Affektivität, Folgen für die Struktur, also für die kognitiven Bestände, aufgezeigt. Luc Ciompi (1982) hat im Konzept der Affektlogik ein ähnliches Ziel im Auge, um Affekt und Vernunft modellhaft miteinander zu verknüpfen.

Die Auflistung ließe sich fortsetzen, etwa mit Blankenburgs anthropologischen Analysen der natürlichen Selbstverständlichkeit (Blankenburg 1971) oder mit Glatzels Entwicklung psychopathologischer Phänomene aus dem soziologischen bzw. sozialphilosophischen Situationsbegriff (Glatzel 1978). Allen Ansätzen gemeinsam ist die Suche nach den Zwischengliedern im Erleben, nach den psychologischen Prozessen, die zu einer krankhaften Veränderung führen können.

Symptomatisch für den Verlust der Psychopathologie als einer Grundlagenwissenschaft ist die überraschend einfältige Gleichsetzung von deskriptiven Ratingverfahren wie dem AMDP-System mit Psychopathologie überhaupt (vgl. Haug 2002), als wäre die Beschreibung von Symptomen nach operationalisierten Kriterien schon die Sache selbst. Psychodynamisches Denken hingegen bewahrt den Anspruch der Psychopathologie, systematisch den Bereich des Erlebens, der Erfahrung, des Denkens zu erfassen, deren Analyse wertvolle Bindeglieder von Symptom und Prozess liefern kann.

Die oben genannten Ansätze haben noch eine zweite Gemeinsamkeit: Sie sind alle weitgehend vergessen, obgleich sie so wichtig sind. Eine »verstehende Psychopathologie« (Jaspers) ist heute fast vollständig der rein beschreibenden Psychopathologie gewichen. Damit hat die Psychopathologie ihre vornehmste Aufgabe aufgegeben, nämlich psychische Krankheiten in ihrer Entwicklung und ihrer Genese zu ergründen.

Übrig geblieben ist das psychodynamische Denken, das auf den Möglichkeiten eines verstehenden Zugangs beharrt, ohne freilich für die Grenzen des Verstehens unempfindlich zu sein. Verstehende Psychopathologie ist weit davon entfernt, alle psychischen Leiden in Verstehen auflösen zu wollen; ihr gilt nicht der Panpsychismus mit seiner metaphysischen Ausrichtung als Leitbild, sie kann und will auch gar nicht (neuro)biologische Erklärungen ignorieren. Aber sie nimmt die Person des Kranken ernst und richtet ihren Blick auf folgende Zusammenhänge:

- Wie erlebt der Kranke seine Störung? Wie integriert er die eigene »Verrücktheit«, egal, aufgrund welcher Ursachen sie zustande kommt?
- Aus welchen psychologischen Dispositionen heraus entwickelt sich die Störung?
- Welche Rolle spielen dabei die Persönlichkeit und die lebensgeschichtlichen Erfahrungen des Erkrankten?
- Wie ist die Persönlichkeit des Kranken aus der Begegnung mit ihm zu verstehen? In welchem Verhältnis sind Personalität und Interpersonalität angesiedelt?

Es ist daher nur konsequent, sich mit Personalität und Interpersonalität in der Psychiatrie auseinanderzusetzen.

Der psychisch Kranke als Person

Die Kritik am Störungsbegriff zeigt die Grenzen eines allzu medizinisch-objektivierenden Zugangs zu psychischen Erkrankungen, der die Person, die die Krankheit hat, und ihre Persönlichkeit ausblendet. Bereits Michel Foucault (1973) hat den objektivierenden Blick der Medizin des 19. Jahrhunderts charakterisiert, der durch die Person »hindurchgeht«, um gleichsam mit Röntgenaugen auf den Befund zu treffen. Immer wieder hat es in der Medizingeschichte der letzten 150 Jahre Gegenbewegungen gegeben, die dieser Objektivierung eine personale, subjektivierende Sicht entgegenstellten. Am deutlichsten und konsequentesten vielleicht hat Viktor von Weizsäcker (1950) für die Einführung des Subjekts in die Medizin gekämpft.

Dass die Psychiatrie sich mit der »Person« schwertut, ist offensichtlich; die Persönlichkeit tritt nur als Persönlichkeits*störung* auf. In einem der neueren Lehrbücher der Psychiatrie und Psychotherapie finden sich Begriffe wie Person, Subjekt oder Identität gar nicht (Müller-Spahn/Gaebel 2002). Dass die Persönlichkeitsstörungen im Deutschen alle sprachlich falsch formuliert werden (etwa »abhängige Persönlichkeitsstörung« statt entweder »abhängige Persönlichkeit« oder »Persönlichkeitsstörung im Sinne zu großer Abhängigkeit«), ist symptomatisch dafür. Keinen Platz mehr für sich kann ein Persönlichkeitskonzept beanspruchen, das die Persönlichkeit nicht gleich auf die Pathologie, sondern auf ihre Eigenart – wie immer auch generalisierend – hinterfragt. Fast wehmütig erinnert man sich an Kurt Schneiders Bestimmung der Psychopathien als Varianten oder Spielarten menschlichen Wesens (Schneider 1980). Ganz besonders gilt dies für den psychotisch erkrankten Menschen, dem lange Zeit »Persönlichkeit« geradezu abgesprochen wurde.

Welche Dimensionen hat der Begriff der Person? Zu ihnen gehören die Subjektivität, die Individualität und die Identität. *Subjektivität* umfasst unter anderem das eigene Erleben, die Affekte. Das Ernstnehmen der Subjektivität des Patienten setzt emotionales Engagement voraus, Teilnahme, nicht Medizinal- oder Sozialtechnik. *Individualität* ist Unverwechselbarkeit oder Inkommensurabilität. Dieser schwerfällige Ausdruck ist in einem Kontext wichtig, der die Messbarkeit, die Mensuralität so stark in den Vordergrund gerückt hat. Das Individuelle wird eben durch ein gemeinsames Maß nur unvollkommen beschrieben. Wie der Philosoph Manfred Frank (1986) betont hat, ist das Individuelle nicht das Besondere, nicht die einzelne Konkretion einer allgemeinen Regel, sondern immer das, was über die verallgemeinernden Bestimmungen auch hinausgeht. Sich auf Individuelles einzulassen bedeutet aber auch, sich überraschen zu lassen, neugierig auf den Einzelmenschen zu bleiben, ihn in seiner Fremdheit, in seiner Andersheit anzuerkennen. *Identität* als Konzept in Psychotherapie und Psychiatrie zu berücksichtigen, das setzt eine weltanschauliche oder menschenbildliche Selbstreflexion voraus.

Der seit Otto F. Kernberg in der Therapie schwerer Persönlichkeitsstörungen geläufige Begriff der Identitätsdiffusion scheint die Frage zu erübrigen, ob auch eine allzu feste Identität pathologisch sein kann, und zwar in dem Sinn, in dem Dieter Wyss (1973) die »Identitätssklerose« als Pathologie des melancholischen Menschen identifiziert hat. Ist der »flexible Mensch« (Sennett 1998) der kranke Mensch oder ist heute gerade der »bewegliche Mensch« (Thomä 2002) als Gesundheitsideal gefordert? Die Antworten auf diese Fragen sind von Wertungen geleitet, die – gerade wenn sie nicht explizit werden – psychotherapeutische Prozesse und psychiatrische Behandlungen leiten und bestimmen können.

Eine Psychiatrie, die die Person des Kranken ernst nimmt, berücksichtigt seine Subjektivität, sein persönliches und unverwechselbares Erleben, seine Individualität, die nur ihm gehört und nicht vertretbar oder austauschbar ist. Der psychotische Mensch ist dabei eine ganz besondere Herausforderung, weil er uns anderen oft so fremd bleibt. Dafür nun ist die psychoanalytische Perspektive entscheidend wichtig und unverzichtbar.

Interpersonalität und die Anerkennung des Fremden

Welche Grundhaltung in der Begegnung mit psychotisch erkrankten Menschen ist gefordert, wenn es darum geht, seine Person in seiner Subjektivität, Individualität und Identität ernst zu nehmen? Die interpersonale Beziehung muss geprägt sein von einer Haltung, die sich mit der Formel »Anerkennung des Fremden« charakterisieren lässt. In Bezug auf die Symptome meint diese Formel, neben der verdinglichten und medizinalisierenden, pathologisierenden Sicht andere Perspektiven zuzulassen, die sie als lebensweltlich verständlich darzustellen erlauben und damit dem diagnostischen Zugriff erst einmal entfremden. Die Berücksichtigung des Subjekts, des Individuums, bedeutet, der Unverwechselbarkeit der einzelnen Person Rechnung zu tragen, sie eben nicht unter allgemeine Kategorien zu verrechnen, Krankheit aber auch nicht auf die subpersonale und biologische Ebene zu reduzieren.

Außerdem ist der kulturelle Einfluss auf die Person zu berücksichtigen; dann geht es um die Heterogenität der Kulturen sowie um die Berücksichtigung anderer und fremder Lebensformen, denen bestimmte kulturgebundene Verfahren nicht einfach übergestülpt werden sollen. Die Anerkennung von Fremdheit im Leiden, in der Unverwechselbarkeit der Person und im Einfluss des kulturellen Horizonts ist das Gegengewicht, das eine Psychiatrie der Person braucht, um sich nicht in Globalaussagen, in überdimensionierten Behandlungspaketen, in schematischen Regeln und kulturgebundenen Vorurteilen zu verfangen.

Die Berücksichtigung des Anderen oder Fremden ist die Antwort auf die Borniertheit eines Denkens, das entweder nur von einem einzigen und als absolut gültig erklärten Standpunkt ausgeht, das nur von Identität und nie von Nichtidentität redet und das einheitliche Weltbilder entwirft, in denen es keinen Platz für Andersartigkeit gibt, oder eines Denkens, das das Fremde nur als Durchgangsstadium zur Wiedergewinnung des Selbst auffasst, sodass dem Fremden keine eigenständige Bedeutung zukommt. Eine wirkliche Anerkennung findet das Fremde oder der Fremde nur, wenn es als Teil der Identität selbst betrachtet wird. Das Fremde oder Andere gehört dann zum Selbst dazu. Eine solche »dialektische Konzeption personaler Identität«, die gleichermaßen von »Affirmation und Andersheit« gebildet wird, ist vor einigen Jahren für die psychologische Theorie überzeugend, wenn auch viel zu wenig beachtet, von Gerhard Schneider (1995) entwickelt worden. Die Argumentationslinie des bemerkenswerten Buchs kann hier nicht nachgezeichnet werden; festzuhalten ist aber, dass es einen entscheidenden Unterschied in der Grundhaltung ergibt, ob das Andere als außen, als störend aufgefasst wird oder aber als etwas, das das Eigene auch konstituiert und zu diesem als dessen Infragestellung und Erweiterung gehört.

Für die Psychiatrie und Psychotherapie heißt das: Es reicht nicht aus, dass sich die Diagnostik oder das therapeutische Verfahren auf fremde Kultureinflüsse einstellt oder sich an diese adaptiert. Gefordert ist vielmehr die Offenheit für Fremdes als Grundhaltung, aus der sich der Umgang mit kulturell Fremdem bloß ergibt. Diese Grundhaltung wird ebenso benötigt für die Beachtung des Wahns, der Melancholie, des Suizidbegehrens oder auch für Multikulturalität. In allen Fällen ist die Anerkennung der Fremdheit gefordert, und zwar in drei Hinsichten:

- als Akzeptanz des nicht sofort Assimilierbaren, des Fremdartigen,
- als Interesse am Fremden, das folglich nicht bloß ausgeschlossen wird, sondern auch in der Bedeutung, die es an sich, aber auch für uns hat, erschlossen wird, und schließlich
- in der Reflexion auf die eigenen Verfremdungsmechanismen, die das Fremde eventuell überhaupt zum Fremden gemacht haben.

Das Fremde, das außen bleibt, das nicht angeeignet wird, bleibt unbearbeitet, erhält keine Antwort, und damit wird es ebenso destruktiv behandelt wie das Fremde, das seine Fremdartigkeit im Assimilationsvorgang vorschnell verliert.

Wohl kein anderer zeitgenössischer Philosoph deutscher Sprache hat sich so genau und gründlich der *Topographie des Fremden* (1997), dem *Stachel des Fremden* (1990) gewidmet wie Bernhard Waldenfels. Das folgende Zitat kann durchaus als Programm für die Entwicklung der oben geforderten Grundhaltung des Psychotherapeuten gelesen werden, obwohl der Kontext des Zitats ein rein philosophischer ist:

> »Eine Erfahrung, die so etwas zulässt wie die Erfahrung des Fremden, muss auf gewisse Weise sich selbst fremd werden, so dass man Erfahrungen macht und nicht nur solche sammelt. Das bedeutet […] eine Korrektur an dem neuzeitlichen Begriff der Erfahrung, der durch

> die Zentrierung auf das Subjekt eigentümlich abgestumpft ist [...]. Eine Alternative bestünde darin, dass die Erfahrung von vornherein begriffen würde als eine Auseinandersetzung mit anderem und mit anderen im Rahmen einer Zwischensphäre, die eine Zuordnung und ein Zusammenspiel zwischen Erfahrendem, Erfahrenem und Miterfahrendem ermöglicht [...]. Das Erfahrungsgeschehen stellt sich in diesem Rahmen dar als ein Zusammenwirken mit Fremdem. Erfahrungsordnungen, in denen Erfahrungen strukturiert, typisiert, normalisiert, kurz: gefiltert und zurechtgemacht werden, bewirken einen Ausschluss von Fremdartigem« (Waldenfels 1990, S. 64f.).

Das Kategorisieren von Störungen in der Psychopathologie gehört einer solchen Erfahrungsordnung an, die Fremdartigkeit gerade ausschließt:

> »Wäre das Pathologische in all seinen Formen bloße Ausfallserscheinung, Störung, Beeinträchtigung oder Schädigung, das heißt Negativität oder Regressivität, so wäre die Bewertung des Pathologischen eindeutig: es wäre ein zu behebendes Fremdes. Die hier vorausgesetzte Logozentrik wird fragwürdig, wenn jede Ordnung auswählt, indem sie ausschließt [...]. Die Abweichung von bestehenden Ordnungen bedeutet dann zunächst Andersheit, Verschiedenheit und nicht bloße Unordnung« (ebd., S. 70).

In der Psychopathologie, nicht nur in der psychologischen Konzeption personaler Identität, ist eine Dialektik zwischen Affirmation und Andersheit, zwischen Ausschluss des Fremden und Zusammenwirken mit Fremdem notwendig. Die Leugnung des Negativen an der Symptombildung, seine einseitige Positivierung, hieße seine Fremdheit selbst verleugnen. Das war der entscheidende Fehler der sogenannten Antipsychiatrie: Selbst wenn dem Wahnsinn Methode oder Sinn unterstellt wird, so bleibt er doch »verrückt«. Es ist schwer, diese Dialektik auszuhalten, die in der Annäherung an Fremdes liegt, das gleichwohl in der Annäherung fremd bleibt. In diesem Punkt ist die Antipsychiatrie ihrem großen Gegenspieler, der biologischen Psychiatrie, immer ähnlich gewesen, denn auch sie eliminiert – aus völlig anderen Beweggründen – sehr Fremdes. Wenn eine Störung als rein biologisch bedingt mit Subjektivität nichts zu tun hat, diese allenfalls beeinflusst, vernichtet dieser Blick das Fremdartige: Als reiner Ausdruck eines fehlerhaften synaptischen Geschehens verlieren psychopathologische Phänomene jede Besonderheit.

Eine »Psychiatrie der Person« lebt aus der Dialektik von Klassifikation und Einzigartigkeit, von methodischem Zugang zum Leiden anderer und der Subjektivität des Leidenden, von Heilungsabsicht und Anerkennung des Krankseins in allen Formen. Ob sie sich in einem objektivierenden Denken ganz auflöst oder das Subjekt oder die Person zugleich noch berücksichtigt, ob sie die eigene Methode generalisiert oder selbstkritisch deren eigene Grenzen markiert, ob sie einseitig das Krankhafte oder auch das Gesunde, Konstruktive und Originelle am Symptom sieht, all diese Fähigkeiten zu dialektischem Denken können als eine – nicht ausschließlich empirische – Messlatte für die Qualität psychiatrischer und psychotherapeutischer Ansätze angesehen werden.

Die Psychoanalyse kann für sich beanspruchen, die Voraussetzungen für eine Anerkennung des Fremden am besten zu erfüllen. Zum psychoanalytischen Verfahren gehört das selbstreflexive Moment zwingend hinzu, das immer wieder das eigene Erleben vis-à-vis der Person des Kranken kritisch hinterfragt. Psychoanalyse ist am Subjekt, am Individuum und seiner Unverwechselbarkeit interessiert. Anders wäre die therapeutische Langatmigkeit des Verfahrens nicht zu vertreten und zu erklären. Der Einzelfall ist so wichtig, weil die Begegnung zweier Persönlichkeiten immer einzigartig bleibt und auch einzigartige Möglichkeiten der Erkenntnis bereithält, die die bloße Theorie ausweiten. In der Begegnung mit psychotisch kranken Menschen werden diese Fähigkeiten und Möglichkeiten einem besonderen Belastungstest unterworfen. Von den verstehenden Zugangsweisen, die sich in der Geschichte der Psychoanalyse entwickelt haben, wird der Hauptteil des Buchs handeln.

Psychoanalytische Psychosetheorien

Die folgende Darstellung verbindet zwei Zugangsweisen zum Thema: eine historische und eine systematische. Wie zumeist in der Psychoanalyse, folgt auch dieser Text den Theorien Sigmund Freuds zur Psychose, um dann die Entwicklungen nach Freud zu Wort kommen zu lassen. Aber die historische Vorgehensweise ist nicht Selbstzweck. Die frühen Konzeptionen werden daraufhin befragt, was sie heute noch an Erkenntnismöglichkeiten für ein psychoanalytisches Verständnis der Psychosen bereithalten.

Die Psychose als Abwehrleistung und Umbau der Realität (mit Freud)

Der Wahn stand zu Beginn des 20. Jahrhunderts im Fokus der psychiatrischen Forschung. Er wurde als Inbegriff der »Verrücktheit«, der Unverständlichkeit psychotischer Erkrankungen aufgefasst. Er galt als uneinfühlbar und damit als zwingender Hinweis auf die Somatogenese der Psychosen. Insofern ist es nur konsequent, dass sich der psychoanalytische Versuch, psychotisch kranke Menschen zu verstehen, erst einmal auf die Analyse des Wahns konzentrierte.

Der Wahn als Projektion von Triebwünschen

Die Psychoanalyse ist zunächst Triebpsychologie gewesen, die den Triebschicksalen auf den Grund gegangen ist, und dies auch bei den Psychosen. Es lohnt noch heute, sich mit den klassischen Arbeiten Freuds zu dieser Thematik zu befassen. Sie sind nicht nur historisch interessant, wie sich zeigen lässt. Eine Pionierleistung war der psychoanalytische Kommentar Freuds (Freud 1911) zu einem Buch, das Daniel Paul Schreber unter dem Titel *Denkwürdigkeiten eines Nervenkranken* veröffentlicht hatte (Schreber 1973).

Der Schreber-Text enthält mindestens zwei entscheidende, auch heute noch bedeutsame Konzepte. Der Wahn wird zum einen als Projektion gedeutet; fern davon, ihn als unverstehbar von sich zu distanzieren, wird er psychologisch abgeleitet und fassbar. Zum anderen wird er als Lösungsversuch, als konstruktive Leistung verstanden. Das kommt einer Umwertung des Wahns gleich: Was bis dahin als Inbegriff von Pathologie angesehen wurde, wird verstehbar als Bewältigungsversuch. Beide Aspekte sollen im Folgenden vertieft dargestellt werden.

Dort, wo der Psychiatrie nur die Kräfte der Biologie am Werke schienen, wird von Sigmund Freud ein psychologischer Mechanismus im Vorfeld der Entstehung von Wahnpsychosen geltend gemacht, nämlich die Projektion. Am Ursprung der Paranoia steht die verdrängte Homosexualität. Dass sie verdrängt werden musste, ist dem Zeitgeist und der strafrechtlichen Verfolgung von Homosexualität geschuldet, aber auch einem unbewussten Konflikt Schrebers mit der machtvollen Figur des eigenen Vaters. Das, was an Sehnsucht oder Wunsch nach passiver Unterwerfung dem Vater gegenüber galt, wird nun auf andere Personen verschoben und projiziert. Die Projektion richtet sich zunächst auf Dr. Flechsig, der Daniel Paul Schreber behandelt, schließlich aber auch auf Gott, der Schreber nach seinen eigenen Vorstellungen in eine Frau verwandeln will.

> »Ich denke, wir sträuben uns nicht weiter gegen die Annahme, daß der Anlaß der Erkrankung das Auftreten einer femininen (passiv homosexuellen) Wunschphantasie war, welche die Person des Arztes zu ihrem Objekte genommen hatte. Gegen dieselbe erhob sich von seiten der Persönlichkeit Schrebers ein intensiver Widerstand, und der Abwehrkampf, der vielleicht ebensowohl in anderen Formen sich hätte vollziehen können, wählte aus uns unbekannten Gründen die Form des Verfolgungswahnes. Der Ersehnte wurde jetzt zum Verfolger, der Inhalt

> der Wunschphantasie zum Inhalte der Verfolgung. Wir vermuten, daß diese schematische Auffassung sich auch bei anderen Fällen von Verfolgungswahn als durchführbar erweisen wird« (Freud 1911, S. 283).

An diesem Zitat bemerkenswert ist, dass erstens keine grundlegende Differenz zwischen Neurose und Psychose ins Feld geführt wird (»ebensowohl in anderen Formen«) und dass zweitens ein Abwehrvorgang den psychotischen Mechanismus gestaltet. Wenn aber die Psychose auf der Grundlage einer Abwehrkonzeption verstanden wird, dann ist es unumgänglich, ein in irgendeiner Weise wirkkräftiges Ich anzunehmen, also eine Kraft, die an der Gestaltung des psychotischen Erlebens mitwirkt.

Freud vertieft sich im weiteren Verlauf des Schreber-Textes in das Triebschicksal der passiven homosexuellen Regung. Er betont, dass ein einzelner Befund nicht verallgemeinert werden kann; er weiß, dass die homosexuelle Wunschfantasie als Kern des Konflikts bei seinen Lesern Anstoß erregen könnte. Dennoch beschreibt er genau die Permutationen des Wunsches, der sich unter der Zuchtrute der Abwehr windet und wandelt.

> »Immerhin bleibt es merkwürdig, daß die bekannten Hauptformen der Paranoia alle als Widersprüche gegen den einen Satz ›ich [ein Mann] *liebe ihn* [einen Mann]‹ dargestellt werden können, ja, daß sie alle möglichen Formulierungen dieses Widerspruches erschöpfen.
>
> Dem Satze ›ich liebe ihn‹ [den Mann] widerspricht a) der Verfolgungswahn, indem er laut proklamiert: Ich *liebe* ihn nicht – ich *hasse* ihn ja. Dieser Widerspruch, der im Unbewußten nicht anders lauten könnte, kann aber beim Paranoiker nicht in dieser Form bewußt werden. Der Mechanismus der Symptombildung bei der Paranoia fordert, daß die innere Wahrnehmung, das Gefühl, durch eine Wahrnehmung von außen ersetzt werde. Somit verwandelt sich der Satz ›ich hasse ihn ja‹ durch *Projektion* in den andern: Er haßt (verfolgt) mich, was mich dann berechtigen wird, ihn zu hassen. Das treibende unbewußte Gefühl erscheint so als Folgerung aus einer äußeren Wahrnehmung: Ich *liebe* ihn ja nicht – ich hasse ihn ja – weil *er mich verfolgt*. [...] b) Einen anderen Angriffspunkt für den Widerspruch nimmt die *Erotomanie* auf, die ohne diese Auffassung ganz unverständlich bliebe. Ich liebe nicht *ihn* – ich liebe ja *sie*. Und der nämliche Zwang zur Projektion nötigt dem Satz die Verwandlung auf: Ich merke, daß sie mich liebt. Ich

> liebe nicht *ihn* – ich liebe ja *sie* – weil *sie mich liebt.* [...] c) Die dritte noch mögliche Art des Widerspruches wäre jetzt der Eifersuchtswahn, den wir in charakteristischen Formen bei Mann und Weib studieren können. [...] Werden nun diese Männer Objekte einer stärkeren libidinösen Besetzung in seinem Unbewußten, so erwehrt er sich derselben durch die dritte Art des Widerspruches: Nicht *ich* liebe den Mann – *sie liebt ihn* ja, – und verdächtigt die Frau mit all den Männern, die er zu lieben versucht ist. [...]
>
> Man sollte nun glauben, ein aus drei Gliedern bestehender Satz wie ›ich liebe ihn‹ ließe nur drei Arten des Widerspruches zu. Der Eifersuchtswahn widerspricht dem Subjekt, der Verfolgungswahn dem Verbum, die Erotomanie dem Objekt. Allein, es ist wirklich noch eine vierte Art des Widerspruches möglich, die Gesamtablehnung des ganzen Satzes: *Ich liebe überhaupt nicht und niemand,* – und dieser Satz scheint psychologisch äquivalent, da man doch mit seiner Libido irgendwohin muß, mit dem Satze: Ich liebe nur mich. Diese Art des Widerspruches ergäbe uns also den Größenwahn, den wir als eine *Sexualüberschätzung des eigenen Ichs* auffassen« (Freud 1911, S. 299ff.).

Diese Beschreibung ist bemerkenswert. Die Abwehr heftet sich an alle Bestandteile eines propositionalen Satzes, also der geläufigen Aussageform. Das Verhältnis Subjekt – Prädikat – Objekt wird durcheinandergewirbelt. Von hier aus ist es nicht weit bis zur Überlegung, dass das psychotische Erleben eng mit der Veränderung der Sprache einhergeht – wiederum freilich nicht im Sinne des Sprachverlustes, sondern im Sinne einer Manipulation der Sprache. Wenn aber die Abwehr bei den basalen Denkvorgängen ansetzt, dann sind die Folgen unabsehbar, weil das Denken selbst angegriffen wird.

Der Schreber-Text ist ganz auf dem Boden des triebpsychologischen Ansatzes entstanden, der heute nicht mehr in der Psychoanalyse vertreten wird. Die Paranoia kann schlicht nicht mehr als Folge einer Projektion der verdrängten homosexuellen Wünsche angesehen werden. Außerdem können wir heute weder die Bedeutung der Beziehungen, die ein Patient erfahren hat oder lebt, übersehen noch die Möglichkeiten oder Grenzen seiner strukturellen Fähigkeiten. So interessant also die Arbeit über Schreber für die Geschichte der Psychoanalyse ist, so groß die Pionierleistung damals war, so wichtig ist es, sich zu fragen, was an ihr für die klinische Praxis heute noch aufschlussreich ist. Und in der Tat gibt es einige Gesichtspunkte, die hochrelevant bleiben:

- Die Projektion innerer Erfahrungen oder Wünsche auf die Außenwelt ist und bleibt ein gültiger Ansatz, um die Wahnentwicklung zu verstehen. Es sind eher die paranoiden Entwicklungen als die schizophren-psychotischen Störungen, für die dieser Abwehrmechanismus eine Bedeutsamkeit zu haben scheint.
- Die Bedeutung der Sexualität und der sexuellen Konflikte in der Entstehung von psychotischen Störungen wird allzu wenig beachtet. Nur in den manifesten Ausformungen, etwa in Missbrauch und sexueller Gewalt, wird sie ernst genommen.

Tatsächlich immer wieder eindrucksvoll sind die klinischen Beispiele einer allzu inzestuösen Bindung des später psychotisch reagierenden Kindes an einen Elternteil. Sie kann sich äußern in manifester Verführung, aber auch in einer Atmosphäre der inzestuösen Grenzüberschreitung, die ebenfalls sehr belastend sein kann. Ein Fallbeispiel dazu:

> Frau R. ist eine 62 Jahre alte Frau, die an einer paranoiden Symptomatik leidet, die sich auf ihren Mann bezieht. Sie lebt mit ihm seit Jahrzehnten zusammen. Die Ehedynamik ist geprägt von der Dominanz des Mannes, der sie gängelt, an ihr »herumerzieht« und sie dominiert. Sie kann sich ihm gegenüber nicht behaupten. Sie schluckt alles hinunter, was sie ihm gern sagen möchte.
>
> Immer mal wieder, etwa alle zwei Jahre, kommt ihr nie richtig verschwindender Wahn an die Oberfläche. Sie ist überzeugt davon, dass der Ehemann ihr nach dem Leben trachtet; er hat sich mit einem Kumpan verbündet, sie hört aus seinen Andeutungen Absprachen mit diesem Kumpan heraus. Sie wird vorsichtig, geht ihm aus dem Weg.
>
> Was bringt das labile Gleichgewicht in Unordnung? Immer dann, wenn sie sexuelle Wünsche empfindet, die sie nicht integrieren und mit denen sie nicht umgehen kann, bricht der Wahn durch. Auf wen sollten sie sich beziehen? Auf ihren Mann? Dann geraten die Wünsche in einen nicht vermittelbaren Widerspruch zu den Hassgefühlen, die sie wegen seiner Dominanz über Jahrzehnte angesammelt hat. Auf

einen anderen Mann? Davor schützt sie das innere Arbeitsmodell der unterwürfigen Frau, das Tabu, das über ihrer Selbstentfaltung liegt. Auf der anderen Seite ist sie eine energische Person, auch in ihrem Alter temperamentvoll und empfänglich für die eigenen Wünsche.

Was hilft ihr in der Therapie? Sie lässt sich durchaus ein auf die Deutung, sie verneint nicht, dass ich recht haben könnte mit dem, was ich ihr von meiner Vermutung sage, nämlich dass es einen Zusammenhang zwischen der Verschlechterung und den sexuellen Sehnsüchten gebe. Aber sie stellt im gleichen Atemzug klar, dass die Realität so sei, wie sie sie empfinde – ganz so, als erreiche ich sie nicht.

Aber da ist eine andere Frau, in ihrem Alter, so hilflos wie sie, eine Mitpatientin auf der Abteilung, auf der Frau R. behandelt wird. Und mit ihr läuft sie herum, ihr hilft sie, mit ihr solidarisiert sie sich, mit ihr lebt sie auf, da spielt erkennbar der Wahn gar keine Rolle mehr, er hat sich in diesem Zusammensein verflüchtigt. Es geht um die Solidarität *mit einer* Frau, die ihr doch irgendein Identitätsgefühl *als* Frau vermitteln könnte.

Das klinische Beispiel weist darauf hin, dass die verleugnete Triebhaftigkeit wichtig bleibt für das wahnhafte Erleben, sicher nicht als allein wirksamer, aber doch als ein wichtiger Belastungsfaktor.

Der Wahn als Weltenaufgang

Unabweislich stellt sich für Sigmund Freud eine weitere Frage: Was eigentlich ist die ursprüngliche Einschränkung, die basale Schädigung bei der Psychose? Das ist eine Frage, die die Psychiatrie immer bewegt hat. Zur Zeit der Beschäftigung mit Schreber wird der Wahn in der Fachwelt als Ausdruck eines primär uneinfühlbaren, daher mit dem psychotischen und das heißt dem biologischen Prozess direkt verbundenen Geschehens aufgefasst. Dagegen setzt Freud etwas ganz anderes: Wenn der Rückzug der Libido auf das Ich entscheidend ist, dann findet vor dem Wahn ein Rückzug der Libido von den Objekten statt. Der psychotische Wahn ist erst ein zweiter Schritt, ein Weltenaufgang, und zwar dort, wo die normale Welt untergegangen ist, ein Ordnungsversuch, ein Versuch der Wiederanknüpfung der Beziehungen an die Welt.

»Eine solche Weltkatastrophe während des stürmischen Stadiums der Paranoia ist auch in anderen Krankengeschichten nicht selten. Auf dem Boden unserer Auffassung von Libidobesetzung wird uns, wenn wir uns von der Wertung der anderen Menschen als ›flüchtig hingemachter Männer‹ leiten lassen, die Erklärung dieser Katastrophen nicht schwer. Der Kranke hat den Personen seiner Umgebung und der Außenwelt überhaupt die Libidobesetzung entzogen, die ihnen bisher zugewendet war; damit ist alles für ihn gleichgültig und beziehungslos geworden und muss durch eine sekundäre Rationalisierung als ›hingewundert, flüchtig hingemacht‹ erklärt werden. Der Weltuntergang ist die Projektion dieser innerlichen Katastrophe; seine subjektive Welt ist untergegangen, seitdem er ihr seine Liebe entzogen hat. [...]

Und der Paranoiker baut sie wieder auf, nicht prächtiger zwar, aber wenigstens so, daß er wieder in ihr leben kann. Er baut sie auf durch die Arbeit seines Wahnes. *Was wir für die Krankheitsproduktion halten, die Wahnbildung[,] ist in Wirklichkeit der Heilungsversuch, die Rekonstruktion.* Diese gelingt nach der Katastrophe mehr oder minder gut, niemals völlig; eine ›tiefgreifende innere Veränderung‹ nach den Worten Schrebers hat sich mit der Welt vollzogen. Aber der Mensch hat eine Beziehung zu den Personen und Dingen der Welt wiedergewonnen, oft eine sehr intensive, wenn sie auch feindlich sein mag, die früher erwartungsvoll zärtlich war. Wir werden also sagen: der eigentliche Verdrängungsvorgang besteht in einer Ablösung der Libido von vorher geliebten Personen – und Dingen. Er vollzieht sich stumm; wir erhalten keine Kunde von ihm, sind genötigt, ihn aus den nachfolgenden Vorgängen zu erschließen. Was sich uns lärmend bemerkbar macht, das ist der Heilungsvorgang, der die Verdrängung rückgängig macht und die Libido wieder zu den von ihr verlassenen Personen zurückführt« (Freud 1911, S. 307f.).

Die Leistung Freuds kann kaum überbewertet werden. Der Kern der Psychose liegt nicht in den ver-rückten Gedanken, die wahnhaft sind. Im Gegenteil, im Wahn versucht der Kranke, die Dinge wieder zurechtzurücken, auch wenn dies nicht wirklich gelingen kann. Am Anfang steht die Beziehungsstörung, die emotionale Einkapselung vor anderen, die in der Sprache der Triebpsychologie als »Ablösung der Libido von vorher geliebten Personen« geschildert wird. Der Wahn sucht den Weg zurück zum anderen, ohne ihn ganz zu finden.

Narzissmus versus Objektbeziehung in der Psychose

Die nächste Frage, die sich anschließt, ist die nach der Qualität der Objektbesetzung, die dem in der Psychose verfangenen Menschen noch möglich ist. Wenn durch die Projektion ein Stück Welt wiedergewonnen wird, wenn der Wahn ein Weltenaufgang ist, so bleibt die Frage bestehen, wie haltbar und wie beziehungsstiftend diese Wiederannäherung an die Welt ist. Da ist Freud nicht sehr optimistisch, und die Folgen werden erheblich sein, vor allem für die therapeutische Technik.

Das Narzissmuskonzept, das 1914 entwickelt wurde (Freud 1914c), betont nochmals den Rückzug der Besetzungen auf das Ich; der primäre Narzissmus ist dadurch ausgezeichnet, dass sich das Ich selbst als Liebesobjekt nimmt. Aber dann ist keine Libido mehr für die Objekte übrig. Freud postuliert in der Arbeit *Das Unbewußte* von 1915, dass in der Psychose keine Libido für die Übertragung mehr zur Verfügung stehe. Das heißt, dass die narzisstische Selbstliebe keine Objektbesetzung mehr kennt. Wenn es aber keine Übertragung gibt, dann gibt es keine psychoanalytische Kur.

> »Bei der Schizophrenie hat sich uns dagegen die Annahme aufgedrängt, daß nach dem Prozesse der Verdrängung die abgezogene Libido kein neues Objekt suche, sondern ins Ich zurücktrete, daß also hier die Objektbesetzungen aufgegeben und ein primitiver objektloser Zustand von Narzißmus wieder hergestellt werde. Die Unfähigkeit dieser Patienten zur Übertragung – soweit der Krankheitsprozeß reicht, – ihre daraus folgende therapeutische Unzugänglichkeit, die ihnen eigentümliche Ablehnung der Außenwelt, das Auftreten von Zeichen einer Überbesetzung des eigenen Ichs, der Ausgang in völlige Apathie, all diese klinischen Charaktere scheinen zu der Annahme eines Aufgebens der Objektbesetzungen trefflich zu stimmen« (Freud 1915, S. 295).

Die Narzissmustheorie ist sehr gut geeignet, die Eigenweltlichkeit, die sehr schwierige Erreichbarkeit des Psychotikers, mit den Worten Eugen Bleulers (1911) als seinen Autismus zu beschreiben und zu erklären. Allerdings hat sie auch dazu geführt, dass die Psychotherapie der Psychosen lange nicht oder ohne Mut betrieben wurde. Das Fehlen der Übertragung war ein – glücklicherweise nur temporärer – Abgesang auf die Psychosenpsychotherapie. Außerdem lässt die Narzissmustheorie wichtige Fragen offen: Welche Rolle spielt die Destruktivität in der Entstehung der Psychose? Wodurch ist der Rückzug der Libido motiviert? Hat er auch mit den Erfahrungen zu tun, die im Umgang mit den anderen gemacht worden sind? Mit anderen Worten: Ist auch der Rückzug der Libido wenn nicht ein Rekonstruktionsversuch, so doch zumindest ein Selbstrettungsversuch dort, wo die wichtigen Bezugspersonen einem zu nahe gekommen sind? Ist also der Rückzug auf das eigene Ich, der Narzissmus, selbst ein Abwehrmechanismus, um allzu große Nähe nicht aufkommen zu lassen, die zerstörerisch wäre? Was ist die Aufgabe des Objekts, das von einer massiven Projektion getroffen wird? Auch wenn von einer libidinösen Besetzung nicht mehr gesprochen werden kann, so ist doch das Objekt im Fokus des Interesses, wenn der Kranke sich von ihm verfolgt fühlt – was will er nun vom Objekt?

So werden die Schwachstellen der Libidotheorie sichtbar. Sie erlaubt es nicht, die Objektbeziehungen differenziert zu erfassen. Sie untersucht an der Ökonomie der Triebbesetzungen nur die Besetzungen oder den Abzug der Besetzungen, nicht aber, wie sich die Vorstellungen von den Bezugspersonen, denen diese Besetzungen gelten, verändern. Mit anderen Worten: Die Objektbeziehungen selbst kommen auf diese Weise zu kurz. Erst Melanie Klein und ihre Nachfolgerinnen werden die Objektbeziehungen untersuchen und andere Schlüsse als Freud ziehen.

Die psychotische Sprache und die Rückkehr zum Objekt

War im Text über Schreber der paranoide Mechanismus analog einem neurotischen Mechanismus beschrieben worden, so kommen in der Folge doch rasch Zweifel bei Freud auf. Psychose und Neurose lassen sich nicht nach gleichartigen psychischen Mechanismen verstehen. Zu unterschiedlich sind die Qualität des Erlebens und die Aussicht auf Heilung. Außerdem bleibt eine Frage offen, die es zu klären gilt: Wenn der Weltenaufgang die Rückkehr zum Objekt ist, dann müsste erst noch begründet werden, warum die Übertragung und damit die Psychotherapie nicht möglich sein sollte. In welcher Weise gelingt oder misslingt diese Rückkehr? Beide Fragen lassen sich lösen, wenn die Sprachfähigkeit des an einer Schizophrenie erkrankten Menschen berücksichtigt wird. Als entscheidender Punkt erweisen sich die Spracheigentümlichkeiten des Schizophrenen. In der Arbeit über das Unbewusste wird ihnen Rechnung getragen.

> »Bei den Schizophrenen beobachtet man, zumal in den so lehrreichen Anfangsstadien, eine Anzahl von Veränderungen der *Sprache*, von denen einige es verdienen, unter einem bestimmten Gesichtspunkt betrachtet zu werden. Die Ausdrucksweise wird oft Gegenstand einer besonderen Sorgfalt, sie wird ›gewählt‹, ›geziert‹. Die Sätze erfahren eine besondere Desorganisation des Aufbaues, durch welche sie uns unverständlich werden, so daß wir die Äußerungen der Kranken für unsinnig halten. Im Inhalt dieser Äußerungen wird oft eine Beziehung zu Körperorganen oder Körperinnervationen in den Vordergrund gerückt. Dem kann man anreihen, daß in solchen Symptomen der Schizophrenie, welche hysterischen oder zwangsneurotischen Ersatzbildungen gleichen, doch die Beziehung zwischen dem Ersatz und dem Verdrängten Eigentümlichkeiten zeigt, welche uns bei den beiden genannten Neurosen befremden würden« (Freud 1915, S. 295f.).

Den ersten Gedanken hat er – wie Freud (ebd., S. 298) alsbald ausführen wird – von Viktor Tausk übernommen, auf den weiter unten zurückzukommen ist. Es ist ein wichtiger Gedanke: Kann man das psychotische Erleben so erklären, dass Vorgänge am und im Körper besonders bewusst werden, auf eine ganz und gar ungewöhnliche Weise ins Bewusstsein treten? Der zweite Gedanke ist die Trennung von Neurose und Psychose. Er lässt sich im Verhältnis zur Sprache verdeutlichen.

> »Fragen wir uns, was der schizophrenen Ersatzbildung und dem Symptom den befremdlichen Charakter verleiht, so erfassen wir endlich, daß es das Überwiegen der Wortbeziehung über die Sachbeziehung ist. [...]
>
> Setzen wir diese Einsicht mit der Annahme zusammen, daß bei der Schizophrenie die Objektbesetzungen aufgegeben werden. Wir müssen dann modifizieren: die Besetzung der Wortvorstellungen der Objekte wird festgehalten. Was wir die bewußte Objektvorstellung heißen durften, zerlegt sich uns jetzt in die *Wortvorstellung* und in

die *Sachvorstellung*, die in der Besetzung, wenn nicht der direkten Sacherinnerungsbilder, doch entfernterer und von ihnen abgeleiteter Erinnerungsspuren besteht. Mit einem Male glauben wir nun zu wissen, wodurch sich eine bewußte Vorstellung von einer unbewußten unterscheidet. Die beiden sind nicht, wie wir gemeint haben, verschiedene Niederschriften desselben Inhaltes an verschiedenen psychischen Orten, auch nicht verschiedene funktionelle Besetzungszustände an demselben Orte, sondern die bewußte Vorstellung umfaßt die Sachvorstellung plus der zugehörigen Wortvorstellung, die unbewußte ist die Sachvorstellung allein. [...] Wir können jetzt auch präzise ausdrücken, was die Verdrängung bei den Übertragungsneurosen der zurückgewiesenen Vorstellung verweigert: Die Übersetzung in Worte, welche mit dem Objekt verknüpft bleiben sollen. Die nicht in Worte gefaßte Vorstellung oder der nicht überbesetzte psychische Akt bleibt dann im *Ubw* [Unbewussten] als verdrängt zurück. [...]

Bei der Schizophrenie, die wir ja hier auch nur so weit berühren, als uns zur allgemeinen Erkennung des *Ubw* unerläßlich scheint, muß uns der Zweifel auftauchen, ob der hier Verdrängung genannte Vorgang überhaupt noch etwas mit der Verdrängung bei den Übertragungsneurosen gemein hat. [...]

Wenn diese Flucht bei der Schizophrenie in der Einziehung der Triebbesetzung von den Stellen besteht, welche die unbewußte Objektvorstellung repräsentieren, so mag es befremdlich erscheinen, daß der dem System *Vbw* [des Vorbewussten] angehörige Teil derselben Objektvorstellung – die ihr entsprechenden Wortvorstellungen – vielmehr eine intensivere Besetzung erfahren soll. Man könnte eher erwarten, daß die Wortvorstellung als der vorbewußte Anteil den ersten Stoß der Verdrängung auszuhalten hat, und daß sie ganz und gar unbesetzbar wird, nachdem sich die Verdrängung bis zu den unbewußten Sachvorstellungen fortgesetzt hat. Dies ist allerdings eine Schwierigkeit des Verständnisses. Es ergibt sich die Auskunft, daß die Besetzung der Wortvorstellung nicht zum Verdrängungsakt gehört, sondern den ersten der Herstellungs- oder Heilungsversuche darstellt, welche das klinische Bild der Schizophrenie so auffällig beherrschen. Diese Bemühungen wollen die verlorenen Objekte wieder gewinnen, und es mag wohl sein, daß sie in dieser Absicht den Weg zum Objekt über den Wortanteil desselben einschlagen, wobei sie sich aber dann mit den Worten an Stelle der Dinge begnügen müssen« (Freud 1915, S. 299ff.).

Durch die Auffaltung der Objektvorstellung in eine Wort- und eine Sachvorstellung ergibt sich für Freud nun eine Möglichkeit, die Rückkehr zum Objekt und den Libidorückzug miteinander zu verbinden. Die libidinöse Besetzung des Objektes wird fallen gelassen, und zwar so, dass die unbewusste Sachvorstellung aufgelöst wird. Um aber wieder den Weg zum Objekt zu finden, werden die Worte »überbesetzt«.

Diese Annahme ist folgenreich. Die Worte sind die Brücken zu den Objekten. Aber sie sind Brücken, die in die Irre führen können. Werden sie wie die Wirklichkeit behandelt, dann fällt die Differenz zwischen Wort und Sache weg – und ein Konkretismus entsteht. Das Wort wird wie ein Ding behandelt, Worte und Dinge werden miteinander verwechselt, mit der Folge, dass Gedanken viel schwerer wiegend und beängstigender werden, wenn sie sogleich Realitätsgehalt annehmen. Sie verlieren den Als-ob-Charakter, der jeder Sprache anhaften muss. Wenn es aber die Worte trotz allem nicht mehr vermögen, einen lebendigen, emotionalen oder gar leidenschaftlichen Bezug zum Objekt herzustellen, dann geht die Anstrengung des Kranken dahin, immer mehr Worte einzusetzen, allerdings ohne Erfolg.

Mit der metapsychologischen Arbeit über »das Unbewusste« hat Freud für das psychoanalytische Verständnis der Psychosen eine Tür geöffnet, indem er das Verhältnis des Kranken zur Sprache berücksichtigt hat. Durch diese Tür werden einige Psychoanalytiker und Psychoanalytikerinnen gehen, die sich besonders der Sprachfähigkeiten des psychotisch Kranken annehmen; besonders wichtig sind Hanna Segal (1957) und Jacques Lacan (1975).

Der schizophrene Konkretismus und die Symbolisierungsstörungen

Im Grunde findet sich bei Freud schon das vorgedacht, was später ausgearbeitet und mit den modernen Sprachtheorien verknüpft wird. Hanna Segal ist durch ihre Unterscheidung von Symbol und symbolischer Gleichung berühmt geworden: Der Psychotiker kann nicht symbolisieren, er benutzt nicht echte Symbole, sondern symbolische Gleichungen. Erstere setzen voraus, dass die psychische und die äußere Realität voneinander getrennt sind. Bei Letzteren sind beide identisch. Symbol und Symbolisiertes können nicht unterschieden werden. Versuchen wir, uns die Bedeutung dieses Befundes durch einen sprachtheoretischen Umweg klarzumachen (Segal 1957).

Die Fähigkeit, die Sprache zu nutzen, basiert auf dem Umgang mit einer fundamentalen Eigenschaft der Sprache, der Metaphernfunktion. Metaphern sind – wörtlich übersetzt – »Übertragungen«: In der Metapher steht das eine für das andere. Metaphern sind uns aus der Alltagssprache sehr gut bekannt und geläufig. So steht das Herz als Metapher für das Gemüt oder für die Liebe. Die Sprache baut selbst auf der Metaphernfunktion auf. Jedes Wort signifiziert (verweist auf) einen Gegenstand, mit dem es nicht gleichzusetzen ist. Zwischen Wort und Gegenstand besteht immer ein Unterschied, ein Intervall, eine Differenz.

Seit dem Sprachwissenschaftler und Zeichentheoretiker Charles S. Peirce (1983) wissen wir, dass die Verhältnisse noch komplizierter sind. Das Zeichen verweist auf ein Bezeichnetes, und beide verweisen auf einen realen Gegenstand: den Referenten. Beziehen wir diese trianguläre Funktion des Zeichens auf die Objektbeziehungen, so gibt es eine Bezugsperson, zum Beispiel die Partnerin (Referent), die in einer gewissen Weise geliebt wird (Signifikat), dem ein Wort (Signifikant) Ausdruck verleihen kann. Nun ist aber das einzige Wort für sich allein nicht aussagekräftig, ja aussagefähig. Jedes Wort hat seine Bedeutung nur im Kontext der Sprache; die Worte (Signifikanten) verweisen aufeinander, sie beziehen sich immer aufeinander, sind nur in ihrer Differenz zueinander bedeutsam, das heißt bedeutungsvoll oder bedeutend. Auf diesen Verweisungszusammenhang der Signifikanten hat der Sprachwissenschaftler Ferdinand de Saussure (1916) hingewiesen.

Sprachfähigkeit setzt also eine doppelte Differenz und die damit verbundenen Negationen voraus. Die eine ist die Differenz von Wort und Sache, die mit der Negation des Wirklichkeitscharakters des Worts und der Negation der vollständig erfassbaren Realität einhergeht. Die andere ist die Differenz von den Worten selbst, die mit der Negation des einen, des »erlösenden«, des absolut treffenden Worts verbunden ist.

Hanna Segal geht davon aus, dass der Psychotiker in der symbolischen Gleichsetzung Worte als die Wirklichkeit nimmt. Dann können Worte buchstäblich Berge versetzen; dann gibt es keine Lüge, keine Ausflucht. Dann kann der Liebesschwur des Partners nicht mehr relativiert werden; das Bekenntnis »Ich liebe dich ganz und gar« wird zu einer vollständigen Umhüllung, aus der es keinen guten Ausweg mehr zu geben scheint. Wenn die Partnerin einen »zum Fressen gern« hat, dann wird sie bedrohlich, ihre Liebe trachtet nicht nur nach der Eigenständigkeit, sondern sogar nach dem eigenen Leben.

> Frau W. ist schwer depressiv; sie entwickelt im Verlaufe ihrer Depression psychotische Erlebensformen, zu denen eine Eigengeruchshalluzinose gehört. Frau W. ist davon überzeugt, dass von ihr, vor allem von ihren Füßen, wenn sie die Schuhe ausziehe, ein schrecklicher fauliger Geruch ausgehe. Sie könne sich deshalb niemandem zumuten, nicht unter die Leute gehen. Während ihres langen stationären Aufenthalts wird sie immer wieder ermuntert und unterstützt, zu anderen Kontakt aufzunehmen, sie wehrt aber energisch ab. Die Gewissheit, »den anderen zu stinken«, lässt alle Versuche von vornherein aussichtslos erscheinen.
>
> Dass uns andere zuweilen »stinken« und dass auch wir anderen »stinken« könnten, diese Redewendung ist uns sehr geläufig. Wenn die Metapher wörtlich genommen wird, dann schreibt sich der Gestank buchstäblich in den Körper ein. Der Verlust der Metaphernfunktion führt zur halluzinatorischen Gewissheit – aus dem Sprachbild wird die Wahrnehmungsgewissheit.

Mit Worten muss man spielen können; wenn sie sogleich auf die Realität durchschlagen, kann man sich ihrer nicht mehr bedienen, sondern allenfalls noch entledigen. Diese Gedanken, die sich nicht mehr bei Freud finden, sind hilfreich, um die Brücken zu Lacan, Bion oder anderen Psychosetheoretikern zu schlagen, die therapeutische Konzepte gewinnen wollten aus der Tatsache, dass die eigenen Gedanken so schwerwiegend werden können, dass sie nicht mehr genutzt werden können. Therapeutisch geht es dann darum, eine Hilfe zur Verfügung zu stellen, die es erlaubt, diese Gedanken zu verarbeiten.

Der psychotische Umgang mit der Realität

Kennzeichnend für die psychotischen Störungen ist der Verlust der Realitätsprüfung. Selbst und Anderer sind konfundiert, können nicht gut voneinander getrennt werden. Der Einfluss des anderen wird als beengend, ja verfolgend erlebt. Der Wahn macht sich auf diese Intrusionserfahrungen einen eigenen Reim, der mit der von anderen erlebten Realität nicht übereinzubringen ist. Die kreative Leistung, die zum Wahn führt, anzuerkennen, das wollte Freud in einer Arbeit von 1924 (Freud 1924a) bewirken, die dem anfänglich als gering eingeschätzten grundsätzlichen Unterschied von Neurose und Psychose gewidmet ist. Das Strukturmodell – das 1923 vorgestellt worden war (Freud 1923) und die Psychodynamik als Kräftespiel zwischen Ich, Es, Über-Ich und äußerer Realität darzustellen erlaubte – ermöglicht es nun, neue Einsichten zu formulieren und den Unterschied zwischen Neurose und Psychose präziser zu beschreiben.

Das Besondere am psychotischen Erleben ist der kreative Schritt, die Realität zu negieren, umzubauen und durch eine wahnhafte Welt nach und nach zu ersetzen. In der Neurose wird die Realität akzeptiert; die Abwehrmechanismen tragen dazu bei, dass die – aus irgendwelchen Gründen – problematischen Wünsche verdrängt werden; dank der Instanz des Es drängen die nun unbewusst gewordenen Wünsche weiter nach Befriedigung, die nur noch im Gewand eines Symptoms und als Kompromissbildung denkbar ist. In der Psychose wird im Gegensatz zur Neurose die Realität nicht angenommen.

> »Neurose wie Psychose sind also beide Ausdruck der Rebellion des Es gegen die Außenwelt, seiner Unlust oder wenn man will, seiner Unfähigkeit, sich der realen Not, der Ananke, anzupassen. Neurose und Psychose unterscheiden sich weit mehr von einander in der ersten einleitenden Reaktion als in dem auf sie folgenden Reparationsversuch.
>
> Der anfängliche Unterschied kommt dann im Endergebnis in der Art zum Ausdruck, daß bei der Neurose ein Stück der Realität fluchtartig vermieden, bei der Psychose aber umgebaut wird. Oder: bei der Psychose folgt auf die anfängliche Flucht eine aktive Phase des Umbaues, bei der Neurose auf den anfänglichen Gehorsam ein nachträglicher

> Fluchtversuch. Oder noch anders ausgedrückt: Die Neurose verleugnet die Realität nicht, sie will nur nichts von ihr wissen; die Psychose verleugnet sie und sucht sie zu ersetzen« (Freud 1924b, S. 365).

Die Neurose, so fährt Freud fort, geht autoplastisch, die Psychose alloplastisch vor; das ist das kreative Element der psychotischen Dynamik. Die Strukturtheorie erlaubt es, den ursprünglichen Ansatz der Libidotheorie festzuhalten: Die Instanz des Es kommt – auf anderem Wege, aber immerhin – zu ihrem Recht, wenn sie die Realität umbaut. Dieser Umbau der Realität ist jenes Element an der psychotischen Produktion, das auch ihr Faszinosum darstellt: In dem psychotischen Denken wird die Realität, so wie sie ist, nicht einfach nicht angenommen, sondern eine neue Realität entworfen. Psychotisches Denken berührt auf diese Weise das utopische Denken, das die Verhältnisse, wie sie sind, nicht akzeptieren, sondern umgestalten möchte.

Indem das psychotische Denken die Realität umbaut, befriedigt es die aus dem Es kommenden Impulse: Die Realität wird in einer Wunsch erfüllenden Weise umgestaltet. Für den Größenwahn ist das leicht zu erkennen; im Größenwahn können sich die omnipotenten Fantasien, das eigene Selbst betreffend, ungehindert ausbreiten. Aber auch im Verfolgungswahn ist eine Befriedigung von Es-Impulsen zu erkennen: Die im ersten Teil beschriebene Anastrophé (K. Conrad), die Eigendrehung und Überbetonung des eigenen Selbst in der Psychose, stellt dieses in den Mittelpunkt der Welt. Die Realität ist in diesem egozentrisch gewordenen Weltbild ganz um das eigene Selbst zentriert. Auch wenn die Realität bedrohliche Züge angenommen hat, so befriedigt die Realitätskonstruktion doch das Verlangen, wichtig zu sein, nicht übersehen zu werden, Bedeutung in der Welt zu haben.

Auch wenn sich auf diese Weise der neue Aspekt der psychoanalytischen Strukturtheorien von Ich, Es und Über-Ich als produktiv erweist, so drängt sich gleichwohl die Frage auf, ob das Strukturmodell nicht doch eine Vereinfachung, eine Reduktion von Komplexität darstellt, die in diesem Punkt nicht sehr hilfreich ist. Denn es bleibt unklar, was nun aus der Differenz von Wort- und Sachvorstellung, von Rückzug auf das eigene Ich und Wiederkehr zum Objekt übrig bleibt. Diese beiden wichtigen Gedanken werden im Strukturmodell nicht berücksichtigt.

Pathologischer Narzissmus und Beziehungsgestaltung (nach Freud)

Psychogenese und Biogenese sind kein Gegensatz

Die schizophrene Störung, so lehrt das heute allgemein anerkannte Vulnerabilitäts-Stress-Bewältigungs-Modell, hat in ihrer Pathogenese eine Kombination von Verletzlichkeit (»Vulnerabilität«), die angeboren sein kann, lebensgeschichtlich Weichen stellenden Stresserfahrungen sowie subjektiv zur Verfügung stehenden Bewältigungsmöglichkeiten zur Voraussetzung. Auch wenn wir akzeptieren, dass Biologie und Psychologie beide eine Rolle spielen, so ist doch die Frage alles andere als überflüssig, wie sie miteinander verbunden werden, und zwar nicht nur in der Entstehung der Krankheit selbst, sondern auch in der Symptomausprägung. Ein Pionier in dieser Hinsicht war Viktor Tausk.

Tausk war ein früher Schüler von Sigmund Freud, der offenbar in der kreativen Aufnahme Freud'scher Gedanken sehr produktiv und konsequent war. Freud hat einmal in der Sitzung der Mittwochsgesellschaft Lou Andreas-Salomé ein Billett zugeschoben, auf dem er während eines Vortrags von Tausk die Frage notiert hatte, ob er denn *alles* wisse. Das Verhältnis Freud–Tausk ist Gegenstand vieler Spekulationen geworden. Tausk hat durch seinen harten Suizid – er hat sich zugleich erhängt und erschossen – viele Fragen nach seiner Person und nach der Dynamik der psychoanalytischen Bewegung aufgeworfen und hinterlassen. Paul Roazen (2002, ursprünglich 1969) beschuldigt Freud, für Tausks Tod verantwortlich zu sein; Tausk habe viele innovative Ideen gehabt, Freud habe sie von ihm entwendet und als die eigenen ausgegeben. Kurt R. Eissler hingegen verteidigt Freud gegen die Angriffe zwei Jahre später (Eissler 1971). Er sieht in Tausk ein großes psychoanalytisches Talent, dem es ebenso wie Freud gelingt, interessante Beiträge zur Psychiatrie zu liefern. Aber nur Freud habe die Fähigkeit, und das mache seine Genialität aus, die Beobachtungen in einen systematischen Zusammenhang zu stellen.

Tausk legt jedenfalls sehr früh ein Veto gegen einen wissenschaftstheoretisch unhaltbaren Standpunkt ein, nämlich dass

Organizität Psychodynamik erübrige. Er wehrt sich gegen das Denken, wonach das, was organisch erklärbar ist, aus dem Bereich psychoanalytischen Verstehens herausfalle. Daher äußert er sich *Zur Psychologie des alkoholischen Beschäftigungsdelirs*. Er schreibt:

> »Das Beschäftigungsdelir (des Alkoholikers) kann nichts anderes sein als ein Koituswunschdelir. Und wie im Traum, so stellt der Alkoholdelirant im Beschäftigungsdelir einen Wunsch als erfüllt dar, zu dessen Befriedigung er schon im normalen Wachzustand nicht voll aufkommen kann, im Zustand der Toxikose aber ganz unfähig ist. Er hat ja zum Alkohol gegriffen, weil ihn das andere Geschlecht unbefriedigt gelassen hat. Nun trinkt er, und der Alkohol befreit seine Libido. Aber er macht ihn zugleich impotent. [...] Nun ist er tüchtig (im Delir), ›das kann er gut‹, wie der Träumer, dessen Beschäftigungsraum wir analysiert haben. ›Arbeiten‹ heißt eben im Delirium wie im Traum koitieren« (Tausk 1914b, S. 157).

Das klingt, zugegeben, in unseren Ohren heute merkwürdig, aber ob wir dem Inhalt dieser Deutung beipflichten können oder nicht, ist nicht entscheidend. Nein, wichtig ist schon die Tatsache, dass selbst bei einer zweifelsfrei organisch verursachten Erkrankung das psychodynamische Denken nicht einfach angehalten und verabschiedet wird. Tausk hat die wissenschaftstheoretischen Grundsatzfragen, die sich im Verhältnis von Organizität und Psychogenität stellen, sehr früh erkannt und diskutiert:

> »Daß die Funktionsstörung einmal durch ein bekanntes, ein anderes Mal durch ein unbekanntes Gift bewirkt oder aber in der psychogenen Behinderung der Funktion begründet ist, kann die Frage nach der psychologischen Mechanik der Störung und ihrer spezifischen psychologischen Voraussetzungen nicht behindern. Das muß bei dem Umstand, daß gewisse Kliniker die Psychoanalyse von der Erforschung der geistigen Störungen mit gesicherter organischer Ätiologie absperren wollen, polemischerweise ausdrücklich betont werden« (Tausk 1914b, S. 135).

Es wäre hilfreich gewesen, wenn sich diese wissenschaftstheoretische Position hätte behaupten können. Dann wären unfruchtbare Frontstellungen vermieden worden, die Diskussionen um Psycho- und Somatogenese wären zu einem großen Teil überflüssig gewesen. Bis heute ist es nicht selbstverständlich, Psychodynamik und biologische Mechanismen nebeneinander und in ihrer Wechselwirkung zu untersuchen, weder für biologisch ausgerichtete Psychiater noch für Psychotherapeuten. Es kann keine Unvereinbarkeitsdoktrin geben, die explizit oder implizit aufgestellt wird und unter Umständen verhindert, dass auch vonseiten der Psychotherapeutinnen und -therapeuten die Errungenschaften von Genetik, Neurowissenschaften und Psychopharmakologie ignoriert werden.

Die Psychose und der Körper

Bekannt geworden ist Viktor Tausk allerdings durch ein anderes Konzept, das des sogenannten Beeinflussungsapparats. Der Begriff ist so schön, dass er dazu einlädt, in allen möglichen Kontexten, die gar nichts mehr mit dem ursprünglichen Anliegen zu tun haben, verwendet zu werden. Tausk will zunächst einmal einen klinischen Befund hervorheben, um ihn dann in einem zweiten Schritt auch zu interpretieren. Schizophrene Wahngedanken sind nicht nur auf Personen bezogen, die den Erkrankten verfolgen und bedrängen. Manchmal wird ein anonymer Apparat, eine Maschine, eine umfassende technische Installation dafür verantwortlich gemacht, dass sich der Betreffende bedroht fühlt. Wovon, so fragt sich Tausk, leitet sich diese Maschinengestalt ab? Er folgt Freud zunächst in der Annahme, dass die Projektion bedeutsam in der Entstehung des Wahns ist. Aber er fragt sich, was projiziert wird, wenn der Verfolger zum »Beeinflussungsapparat« wird. Tausk kommt zu folgendem Ergebnis:

> »Das Fortschreiten der Entstellung des menschlichen Apparatgebildes zum Bilde einer Maschine entspricht als Projektion dem Fortschritt des Krankheitsprozesses, der aus einem Ich ein diffuses Sexualwesen macht, oder, in der Sprache der genitalen Zeit des Menschen ausgedrückt, ein Genitale, eine Maschine, die von den Absichten des Ich unabhängig ist und gleichsam einem fremden Willen unterliegt« (Tausk 1914a, S. 279).

Es lohnt sich, ein wenig tiefer in diesen zunächst schwer verständlichen Ansatz einzudringen. Insbesondere gilt es, die in der Sprache der Triebpsychologie formulierten Gedanken in ihrem heute noch bedeutsamen Gehalt herauszuschälen. Aus dem vorhergehenden Zitat können wir folgende Sachverhalte entnehmen: Der Beeinflussungsapparat ist eine Produktion der fortgeschrittenen, chronifizierten Psychose. Ihr entspricht eine Entwicklung, die mit einer massiven Entfremdung der Sexualität einhergeht, die sich von dem Ich-Gefühl ablöst und ein Eigenleben zu führen scheint. Zugleich wird das ganze Ich von Sexualität überströmt, als Ausdruck einer Rückverwandlung in die prägenitale Libidoposition, »in der der ganze Körper Libidozone ist, der ganze Körper ein Genitale« (ebd., S. 277). Das ist die Folge der Delibidinierung der Außenwelt, des Abzugs der Libido von den Objekten. An ihre Stelle tritt der eigene Körper. Die Stauung der Libido in der narzisstischen Besetzung des eigenen Körpers macht Funktionen des Körpers bewusst, die sonst nur unbewusst bleiben. Die Überbesetzung des eigenen Körpers ist aber eben nicht eine Form von Integration, sondern führt dazu, dass sich einzelne Körpersensationen aufdrängen, sich nicht verbinden lassen mit Gedanken und Gefühlen und daher »unheimlich« werden. Um sie einordnen zu können oder um sie loszuwerden, ist die Projektion wesentlich.

Die Veränderungen am eigenen Körper stehen am Anfang. Sie werden zunächst einem Urheber zugesprochen, dem Kranken selbst. Dann werden die Veränderungsgefühle nach außen projiziert und einem externen Verursacher zugeschrieben. Am Ursprung der schizophrenen Psychose steht die »Veränderung«, die Unfähigkeit, das Körperbild zu besetzen, es aufrechtzuerhalten – diese These wird ja bei Jacques Lacan wiederkehren: Das Ich entwickelt sich aus dem Ganzheitsbild des Körpers. Wenn das Körperbild nicht besetzt werden kann, dann wird die Unbeherrschbarkeit der Körperfunktionen unheimlich. Dann wird die Eigengesetzlichkeit der genitalen Erregungen »verfolgend«.

Paula Elkisch wird sehr viel später (1959) diesen Punkt aufgreifen und auf Tausk zurückkommen. Sie vertritt die Hypothese, dass der Zusammenbruch der integrativen Kapazität des Ichs in der Wahrnehmung für das Entstehen der psychotischen Erlebnisweisen entscheidend ist. Auch Abwehrmechanismen der Verleugnung schaffen es nicht mehr, die massiven inneren, endogenen Körperstimuli zu neutralisieren. Die Erregung, die aus dem Körper kommt, wird immer dominanter und erhält eine aggressive Qualität. Um sie loszuwerden, werden diese Erregungsqualitäten auf äußere Objekte projiziert und mit Sinn ausgestattet, wodurch unheimliche, aggressive und verfolgende äußere Objekte entstehen.

Es ist nicht unbedingt nötig, den verzweigten Gedanken Tausks auf allen Pfaden zu folgen. Mit dem Text über den Beeinflussungsapparat tritt aber das Körpererleben in der Psychose auf den Plan. Klinisch auffallend ist in jedem Fall, wie sehr der Körper als Ganzes oder einzelne Körperteile in das Bewusstsein der Kranken vordringen und die Gedanken ausfüllen können.

Die narzisstische Besetzung des eigenen Körpers hat eine Schutzfunktion. Wenn die Einheit des Selbst nicht mehr erlebt werden kann, wenn die Gedanken nicht mehr als eigene anerkannt werden können, dann ist die Wahrnehmung des eigenen Körpers ein Halt, der Körper das Mittel, um sich ein Gefühl für die Kohärenz des eigenen Selbst zu bewahren. Wenn wir annehmen, dass in der frühen Selbst-Bildung die Einheit des Körpers die erste Einheitsvorstellung bedingt, so ist dieser Rückzug auf den Körper als Regression zu verstehen – Rückversicherung der eigenen Identität mithilfe des Körpererlebens. Der Mechanismus ist uns klinisch vertraut von den selbstverletzenden Verhaltensweisen bei schweren Persönlichkeitsstörungen, die unter Umständen die gleiche dynamische Zielsetzung haben: Das Erleben der Haut, das intensive Spüren des Schmerzes auf der Haut gibt ein Gefühl für die Grenzen des eigenen Körpers und auch des eigenen Selbst.

Die Qualität der psychotischen Objektbeziehungen

Kehren wir zu den bekannteren und einflussreicheren Freud-Schülerinnen zurück. Was das Schicksal der aggressiven Strebungen betrifft, so ist Melanie Klein (2001) natürlich besonders wichtig. Sie hat mit ihren Konzepten ein Umdenken initiiert und damit begonnen, den psychotischen Prozess nicht einfach als krankhaft anzusehen, während die neurotische Dynamik mit der Normalität gleichgesetzt wird. Vielmehr geht sie davon aus, dass ein psychotisches Denken niemandem fern ist. Klein spricht daher nicht von Entwicklungsstadien, sondern von Positionen, also von lebenslang aktivierbaren Bereitschaften, und sie beschreibt zwei zentrale Positionen des menschlichen Erlebens, die depressive und die paranoid-schizoide Position. Damit deutet sie schon sprachlich an, worum es ihr geht: Das paranoid-schizoide Denken bleibt ein Leben lang bestehen. Wodurch ist es gekennzeichnet?

In der paranoiden Position herrschen Partialobjektbeziehungen vor. Fragmentierungs- und Verfolgungsängste beherrschen diese Position. Die Objekte sind gespalten in gute und böse Objekte. Die zerstörerischen Tendenzen überwiegen, daher muss, durch Spaltung, der Kontakt zum guten Objekt gewahrt werden. Eine Integration der Lebens- und der Todestriebe findet nicht statt, ist noch nicht möglich. Partialobjekte überwiegen: die gute oder die böse Brust, der dominante oder der zerstörerische Penis. Der Neid ist in dieser Position ein entscheidender Affekt; er richtet sich letztendlich immer gegen das, was die Quelle der Versorgung ist, also – in Klein'scher Sprache – gegen die volle, spendende Brust: Im Neid will das Kind der Brust die Fruchtbarkeit nehmen, sie entleeren. Die Folgen sind gravierend, weil auf diese Weise wirksam verhindert wird, dass sich eine Beziehung zum guten Objekt etablieren kann.

Diese Vorstellungen können in der Psychose zurückkehren. Der Konkretismus in der Schizophrenie beruht darauf, dass das psychische mit dem körperlichen Erleben kurzgeschlossen wird, das heißt, die frühkindliche Einheit des Erlebens stellt sich wieder her. Dann erhalten Penis und Brust wieder die ursprünglichen Bedeutungen. Sie werden zu machtvollen und Angst erregenden Objekten, von denen – im Fall der Brust – alles Überleben abhängt, von denen aber auch die Lebenserzeugung und die Macht auszugehen scheinen (Penis).

> Frau Sch. hat das Gefühl, dass eine ganz kalte, eiserne Stange in ihrem Körper steckt, die sie ständig spürt. Sie hört die Stimme ihrer Stiefschwester, die ihr immer wieder Vorwürfe mache. Sie hat ein starkes Schuldgefühl; sie muss sich bestrafen für eine Schuld, die mit dieser eisernen Stange verbunden ist. Sie kann ganz schlecht erklä-

ren, worauf sich die Vorwürfe beziehen und warum sie sich schuldig fühlen sollte. Sie glaubt außerdem, dass die Nachbarn sie verfolgen und mit Kameras und Laserstrahlen überwachen. Sie habe dadurch »ihr Intimstes« offenbart.

Frau Sch. ist eine attraktive Frau, im Kontakt trotz des hochpsychotischen Erlebens noch bezogen; sie beherrscht sich sehr und hat große Angst, als völlig verrückt abgestempelt zu werden.

Ihr Ehemann kümmert sich in einer sehr zugewandten, realistischen Weise um sie, er macht deutlich, dass er weder die Krankheit seiner Frau verleugnet noch die Liebe und Zuneigung zu ihr verliert. Beide leiden darunter, dass sie keine Kinder haben. Die Patientin fühlt sich gestärkt durch die stabile Nähe des Mannes, die nie zu nah kommt durch Überfürsorglichkeit, Überängstlichkeit etc. Ganz anders die Herkunftsfamilie: Sie lebt mit der Herkunftsfamilie im selben Dorf, sogar im selben Häuserkomplex. Die Eltern ließen ihr von früh an keine Freiheiten und Eigenständigkeiten, sie sind bis heute in allen Entscheidungen präsent und fördern sie nicht in ihrer Entwicklung. Sie wurde wohl wegen ihrer Schönheit und Attraktivität als gefährlich und gefährdet eingestuft. Ein Tabu umgibt die Herkunftsfamilie, nämlich die Frage nach einem Missbrauch durch den eigenen Vater.

Den Kern des psychotischen Erlebens bildet in diesem Beispiel ein eindringendes, im eigenen Körper festgesetztes Objekt, eine Eisenstange in der Scheide, die ihr unentwegten Schmerzen verursacht. Offensichtlich ist das Objekt sexualisiert; sie macht sich – das macht die Gefährlichkeit dieser Vorstellung aus, die Patientin wird immer wieder hochsuizidal – verantwortlich dafür, dass dieses Objekt in ihr ist, sie ist überzeugt, dass sie es selbst verschuldet hat. Wir wissen nicht, wofür sie sich bestraft; aus ihren Andeutungen ergibt sich eher, dass sie sich für frühe exzessive Masturbation verurteilt, als dass sich das Erleben auf eine frühe sexuelle Traumatisierung beziehen könnte. Offenbar wird das verfolgende Objekt konkretisiert, aus dem Objekt, das ihre Scheide besetzen könnte, eventuell also dem Penis, wird eine Stange, also eine nie nachlassende, nie erschlaffende Kraft, die ihre Scheide ausfüllt und sie unentwegt so stimuliert, dass sie überall Schmerzen hat. Dieses böse phallische Objekt ist mit nichts verbunden, mit keiner Person, mit keiner Geschichte, es gibt keine Abschwächung dieses Eindringens, keine Ermäßigung der Angst oder der Schuld, die mit diesem destruktiven Objekt verbunden ist.

Der Wechsel von der paranoid-schizoiden zur depressiven Position kann bedrohlich sein. Ja, man kann mit gutem Grund sagen, dass dieser Übergang immer und notwendig eine Krise darstellt. Die depressive Position kann, wenn die Krise nicht erfolgreich durchgestanden wird, nicht als Möglichkeit des Trauerns, als Ort der Wiedergutmachung und der Reparation, sondern als ein depressiver Einbruch und Zusammenbruch erlebt werden. Dagegen richtet sich die manische Abwehr, die die Omnipotenz der paranoid-schizoiden Position wieder aufrichtet.

> Frau C. bezeichnet sich als Autodidaktin, die den Bildungskanon ganz allein aufgearbeitet habe. Sie will sich mit der Einzeltherapeutin über Spinozas Ethik unterhalten, über Schopenhauers Verhältnis zu Frauen und über Ähnliches. Anlass ihres Zusammenbruchs ist die Trennung vom Ehemann. Er hat sie erneut betrogen, nachdem er vor zehn Jahren bereits eine Außenbeziehung eingegangen war. Sie hat vier Kinder großgezogen und ihre eigenen Möglichkeiten der – erfolgreichen – Karriere des Mannes geopfert. Nun ist sie gänzlich hilflos und will sich das Leben nehmen. Als ihr die Einzeltherapeutin die Abschweifungen in das Große und Ganze als Flucht deutet, verzweifelt sie in einer Therapiestunde, nein: sie empört sich, dass ihr das genommen würde, das ihr wichtig gewesen sei. Sie fühlt sich nun ganz verunsichert. Was geschieht hier? Indem die Einzeltherapeutin sie auf die Bearbeitung der gegenwärtigen Krise zurückzubinden versucht, nimmt sie ihr die Möglichkeit einer manischen Abwehr.

Wenn schließlich die depressive Position erreicht ist, dann ist es möglich, das Objekt ganzheitlicher wahrzunehmen, es mit den verschiedenen Eigenschaften differenziert sehen zu können, aber auch, dem Objekt gegenüber eine andere Haltung zu haben und zu entwickeln. Mit dem Begriff »Wiedergutmachung« beschreibt Melanie Klein einen wichtigen Anteil; die depressive Position ist mit der Entwicklung der Schuldgefühle und der Fähigkeit verbunden, Schuldgefühle zu haben, also mit der Möglichkeit, anzuerkennen, wie unrecht man dem anderen getan hat, den man in der paranoid-schizoiden Verfassung angegriffen und verzerrt wahrgenommen hat. Wenn das Objekt als unabhängig und nicht vorwiegend verfolgend erlebt werden kann, können an die Stelle der Verfolgungsgefühle, der Angst, der Aggression liebevolle Gefühle treten und die Einsicht, dass das Objekt sich durchaus gut verhalten, sich gesorgt und auch geholfen hat. An die Stelle des Neids rückt dann die Dankbarkeit.

Die Stärken und die Grenzen in der Theorieentwicklung nach Freud lassen sich im Verhältnis zum anderen, zum Objekt, gut beschreiben. Klein hat den Objektbeziehungen einen viel größeren Raum gegeben, indem sie untersucht hat, wie sich die Vorstellungen von anderen aufgrund der unterschiedlich gut entwickelten Triebintegration unterscheiden. Sie hat also eine differenzierte Analyse der Bilder gegeben, die sich die Person zum Beispiel des Kranken von wichtigen Bezugspersonen macht, und hat die Bilder in eine Reihenfolge zu stellen erlaubt. Aber sie hat keine Beziehungsanalyse zugelassen, also nicht untersucht, was der andere tut oder lässt, was der andere an Einflüssen ausübt, die nicht ihren Ursprung in der Vorstellungswelt des Subjektes haben. Diesen Schritt ist erst Wilfred R. Bion und etwa gleichzeitig mit ihm Donald W. Winnicott gegangen – darin liegt ihre nicht nachlassende Bedeutung für die gegenwärtige Psychoanalyse.

Autismus und Psychose

Eugen Bleuler hatte als das Grundmerkmal der Schizophrenie den Autismus bezeichnet, der aus dem Rückzug von den Objekten auf das eigene Selbst entspringt. Dieser Selbstbezug ist nicht nur als ein Defizit zu verstehen, sondern als ein Versuch der Selbstbewahrung, der Versammlung des zerbrochenen Selbstgefühls. Thomas Ogden, der bedeutende Psychoanalytiker der Melanie-Klein-Schule, hat diese autistische Schicht des Erlebens entwicklungspsychologisch beschrieben und noch vor der paranoid-schizoiden oder der depressiven Position angesiedelt (Ogden 1995). Er hat sich in seinen klinischen und theoretischen Studien den frühesten Organisationsformen des Erlebens gewidmet und bezeichnet die frühesten, vorsymbolischen, sensorisch dominierten Erfahrungsweisen des Hautkontakts und des Rhythmuserlebens als den »autistisch-berührenden Modus«

der Erfahrungsbildung. Dieser Modus geht den von Klein her bekannten Entwicklungspositionen, der paranoid-schizoiden und der depressiven Position, voran. Durch das Berührungserleben wird die Bildung von Symbolen sowie von Selbst- und Objektdifferenzierung vorbereitet. Wieder spielt der Körper dabei eine entscheidende Rolle.

Am besten lässt sich die klinische Bedeutung des Konzepts des autistisch-berührenden Modus an einem klinischen Beispiel zeigen.

> Ein gut aussehender, aber leicht verwahrlost wirkender Mann, Herr S., kommt in teilstationäre Psychotherapie. Er verliert sich verbal in Gemeinplätzen, wenn er seine Therapieziele beschreiben will: Er habe seinen Job verloren, weil er immer wieder in Streit mit seinem Chef geraten sei, und wolle vom Alkohol und Cannabis loskommen. Seine Worte wirken wie dahingeredet, »treffen« nicht und finden entsprechend kein offenes Ohr, sie bleiben ohne Bezug zu irgendeiner inneren Wirklichkeit. Schon in wenigen Tagen wird Herr S. zum Außenseiter, der weder von der Patientengruppe noch von den Therapeutinnen geschätzt wird. Die Einzeltherapeutin fühlt sich bedrängt, weil Herr S. sich ihr im Gespräch nähert, keinen Abstand hält.
>
> Über den Inhalt der Gespräche lässt sich Herr S. nicht erreichen, zu wirr, zu widersprüchlich sind die Aussagen. Nur über die Art und Weise, in der er kommuniziert, lässt sich eine Brücke zu ihm schlagen, ein klein wenig Verständnis aufbauen: Er redet unaufhörlich, ohne Punkt und Komma, seine Rede ist mit Floskeln gespickt, er merkt offenbar nicht, dass sehr verletzende, hochmütige Passagen darin sind – er intendiert die Destruktivität nicht, vielmehr hat es den Anschein, dass er sich in Worte hüllt wie in einen Mantel, wie in eine »zweite Haut«. Die Worte dienen nicht der Kommunikation, sondern der Umhüllung, der Abgrenzung.

Esther Bick (1990) geht davon aus, dass die Bildung einer »zweiten Haut« eine Reaktion, eine Abwehr auf die von ihr sogenannte Erfahrung des »Hautsiebs« ist, der nicht dichten Umhüllung, aus deren Löchern gleichsam das Selbst ausfließen könnte. Das Bild der zweiten Haut hilft, um noch einige Eigentümlichkeiten von Herrn S. zu verstehen: das starke Schwitzen, das ihn in eine – fürs Gegenüber unangenehme – Geruchsglocke einhüllt, oder die Art und

Weise, repetitiv am Klavier mit den beiden Zeigefingern die gleiche Melodie zu spielen: Aufbau einer Klanghülle, einer akustischen Haut ebenso wie einer geruchlichen. Zurück zum Beispiel:

> Woran Herr S. in seinem Leben, vor allem in seinen frühen Lebenserfahrungen, verzweifelt ist, ist die Erwartung, durch die Berührung mit lebenden anderen ein Gefühl für sich selbst entwickeln zu können, das ihn zugleich mit den anderen verbindet. Ihm ist die Erfahrung, in der Berührung »selbst« werden zu können, versagt geblieben, und deshalb baut er einen autistischen Ersatz auf, der ihn beruhigen soll und der ihn freilich unentwegt Missverständnissen aussetzt: Er braucht ja so sehr die Berührung, nichts aber wehrt er auf seine Art, sich zu umhüllen, mehr ab als eine emotional tragfähige Begegnung.

Warum betont Herr S. gleichwohl, zur Überraschung aller Gesprächspartner, dass er so sensibel sei? Ganz offensichtlich kann er damit nicht meinen, dass er Sensibilität im Sinne von Empathie und Einfühlungsvermögen hat. Es geht um etwas anderes, um einen zweiten und anders gearteten Versuch, die eigene Haut wiederherzustellen, indem die Haut eines anderen benutzt wird. Er stellt eine Verbindung zu anderen her, nicht um dem anderen zu begegnen, sondern um sich über sie zu stabilisieren: »adhäsive Identifizierung« heißt dieser Vorgang beim Psychoanalytiker Donald Meltzer (1975), »adhäsive Gleichsetzung« bei der Autismusforscherin Frances Tustin (1972). Dort, wo ich mein Selbst nicht aus der Berührung, aus Berühren und Berührtwerden, erfahren habe, klebe ich mich dem anderen an, ich imitiere ihn im besten Fall, im schlimmsten tue ich ihm Gewalt an, indem ich mich seiner Haut vergewissere, im Gefühl, über sie aus existenziellen Gründen verfügen zu müssen – auch deshalb ziehen sich besonders die weiblichen Gesprächspartner von Herrn S. zurück, weil sie ihn als übergriffig erleben. Wenn er überhaupt eine Begegnung herstellen kann, dann ist sie im oben genannten Sinn taktlos, wird für den, besser: *die* andere zur sexuellen Gewalt.

> Weil sie der Selbstberuhigung, der Selbstbegrenzung, der Selbstberührung dienen, können die Verhaltensweisen von Herrn S. autistisch genannt werden. Der Autismus ist hier das Gegenstück zur Berührung;

> die Fähigkeit, sich selbst zu berühren, springt dort ein, wo an der Möglichkeit verzweifelt wird, durch die Berührung des anderen sich selbst zu erfahren, wo also Selbsterfahrung zugleich Beziehungserfahrung ist.

Beim »autistisch-berührenden Modus« ist der Körper in seiner Fähigkeit bedeutsam, zu berühren und berührt zu werden. Das Fallbeispiel zeigt auf, wie Formen der Selbstberührung »Surrogate« gefühlten zwischenmenschlichen Kontakts werden können. Autistische Erlebnisweisen werden zum Ersatz der Berührungserfahrung.

Lernen aus Erfahrung im psychotischen Prozess

Menschen, die psychotisch werden, bewahren in ihrer Psyche einen nichtpsychotischen Persönlichkeitsanteil, gleichwohl haben sie einen starken psychotischen, der so dominant ist, dass der andere fast nicht erkennbar bleibt. Während Melanie Klein die schizophrenen Mechanismen durch einen quantitativen Faktor charakterisiert, zum Beispiel als exzessives Benutzen von Projektion und projektiver Identifizierung, geht Wilfred R. Bion davon aus, dass die Mechanismen andersartig ablaufen, dass sich frühzeitig ein normaler von einem psychotischen Anteil der Persönlichkeit abspaltet.

Was ist der Ausgangspunkt für die Entwicklung des psychotischen Anteils der Persönlichkeit? Die Persönlichkeitsentwicklung ist durch vier Merkmale ausgezeichnet (Bion 1957):

- Es überwiegen destruktive Impulse.
- Sie führen zu einem unerträglichen Hass auf die äußere, aber auch die innere Realität.
- Dieser Hass wiederum löst große Furcht vor drohender Vernichtung aus – daraus entsteht nun das Bedürfnis, sich zu schützen und sich in die Obhut von Objekten zu begeben, die zu früh gesucht werden.
- Das vierte Merkmal ist also die übereilte Herstellung von Objektbeziehungen.

Der Hass auf die innere und auf die äußere Realität zerstört psychische Verbindungen oder verhindert, dass sie überhaupt erst entstehen. Gründe können in den allerfrühesten Objektbeziehungen liegen, in den Zusammenbrüchen der emotionalen Verbindung zwischen Mutter/Vater und Kind, in der fehlenden Bereitschaft der Bezugspersonen, sich auf das Kind einzustellen, oder in der Invasivität des Objekts. Wenn die Verbindungen zerschnitten werden, ist das Ergebnis ein »minute splitting«, eine kleinteilige Spaltung der Objektbilder und der Selbstvorstellungen. An die Stelle von ganzheitlichen und facettenreichen Bildern treten die Erfahrungselemente oder -bruchstücke, die zum Beispiel aus dem Körpererleben oder den Sinnesfunktionen stammen, die unheimlich werden und daher in die Objekte projiziert und mit ihnen fest verbunden werden. Aus dem unerträglichen Hören eines innerlich gebildeten Lautes oder Wortes entsteht ein Grammofon, das zu mir spricht. Der hasserfüllte innere Angriff wird mit einem Objekt verbunden, das nun zu mir spricht und mich verfolgt; die Feindseligkeit wird projiziert.

Die Schwierigkeit des »minute splitting« ist, dass es ein »containment«, eine Reintegration nicht mehr recht gibt. Dadurch ist auch das Denken nicht mehr möglich. Bizarre Objekte sind durch den Teil des seelischen Apparats charakterisiert, der auf sie projiziert worden ist. Bion nennt die visuellen Vorläufer des Denkens »Ideografe«. Der psychotische Anteil der Persönlichkeit kann nicht denken, nur fragmentieren und projizieren. Wenn die herausgeworfenen Teile zurückkommen, dann ist das wie ein Angriff durch die zuvor projizierten Objekte. In der psychotischen Abwehrorganisation dominiert also nicht die Verarbeitung, sondern die Evakuation, das Loswerden von unerträglichen inneren Zuständen. Wenn die Frustrationsfähigkeit nicht so gut ausgebildet ist, dann entsteht der psychotische Teil, dann entsteht ein Apparat, der nicht repräsentiert, sondern der dazu dient, durch massive projektive Identifizierung die schlechten Erfahrungen loszuwerden.

In Wilfred R. Bions Theorie des Denkens ist beschrieben, wie sich der gesunde oder nichtpsychotische Anteil der Persönlichkeit bilden kann. Wie kann also nun ein Apparat entstehen oder wieder entstehen, der es ermöglicht, Erfahrungen zu machen, also »Widerfahrnisse« zu verarbeiten? Nach Bion braucht die Verarbeitung dreierlei: Da ist zunächst ein Gedanke, eine Präkonzeption (1). Wenn dieser Gedanke eine Erwartung ist, die voll befriedigt wird, dann entsteht keine Erfahrungsrepräsentanz. Anders ist es, wenn die Erwartung nicht befriedigt, der Gedanke nicht beantwortet wird. Diese Frustration stößt erst Erfahrungsbildung (2) an. Die Nichterfüllung einer Erwartung (Präkonzeption) wird zu einer Erfahrung nur dann, wenn sie in einer vom anderen geschützten Atmosphäre vor sich geht (3). Immer wieder geht es darum, dass die Interaktion mit dem anderen – wenn alles gut geht – eine Differenzerfahrung erlaubt, die das Innere vom Äußeren, das Selbst vom Objekt etc. zu trennen erlaubt, die die Fantasie von der Realität des anderen abzulösen gestattet, ohne dass sich die Fantasie dadurch auflöste – im Gegenteil, sie wird dadurch *als Fantasie* konstituiert. Die Funktion, die so geschaffen wird, die Fähigkeit, die sich bildet, wird bei Bion als die Alpha-Funktion bezeichnet. »Die Aktivität, die ich hier als gemeinsame Aktivität zweier Personen beschrieben habe, wird vom Kind introjiziert, so daß der container-contained-Apparat beim Kind als Teil des Apparats der Alpha-Funktion installiert wird« (Bion 1962, S. 147).

Entscheidend ist, dass die Interaktion (nicht eine bestimmte Eigenschaft des Objekts) verinnerlicht wird zu einer Funktion. Das Objekt muss eine Containing-Funktion übernehmen, den eigenen Verarbeitungsapparat zur Verfügung stellen, die Erfahrungen stellvertretend entgiften und die verdaute Erfahrung zurückgeben.

Aus dieser Containing- oder Reverie-Funktion entsteht also die Alpha-Funktion, die es ermöglicht, die Sinnesdaten zu verarbeiten, aus den Rohdaten, den Beta-Elementen, verdaubare Erfahrungen zu machen und eine Kontaktschranke zwischen bewussten und unbewussten Erfahrungsdimensionen zur Verfügung zu stellen. Wichtig ist es, zu beachten, dass unter der Regie der Alpha-Funktion die interpersonale Kommunikation anders als für projektive Entlastungen genutzt werden kann; aus der projektiven Identifizierung wird ein empathischer Austausch, der es ermöglicht, Erfahrungen zu verdauen. Steht die Alpha-Funktion nicht zur Verfügung, dann werden die Beta-Elemente nur durch Evakuierung, durch Entfernung, distanziert, sie werden also nicht umgewandelt, eingebunden oder intrapsychisch verdrängt.

Diese Darstellung beschreibt bereits, worum es in der Therapie gehen muss: die Einbindung der Erfahrung zu ermöglichen, als ein verdauendes Objekt auch im psychotischen Erleben zur Verfügung zu stehen. Das erscheint nicht wie ein großes theoretisches Problem, das Modell ist übersichtlich, aber die klinischen Schwierigkeiten sind enorm, weil es sehr schwer ist, die Projektion von den kleinen und nicht integrierten bizarren Objekten zu ertragen.

Die Verwerfung und die symbolische Ordnung

Erstaunlich ist, dass die Therapiekonzepte aus der Lacan'schen Richtung eher resignativ sind, wenn es um den Erfolg der Psychotherapie bei schizophren erkrankten Menschen geht. Als ein Beispiel unter vielen zitiere ich Thomas Vogt, der noch im Jahr 2007 schreibt: »Was kann eine Therapie in solchen Fällen leisten? Wir möchten uns der Sicht Lacans anschließen, dass eine psychotische Struktur im Allgemeinen durch eine Therapie nicht verändert werden kann« (Vogt 2007, S. 202).

Diese Skepsis ergibt sich geradezu zwingend aus der Lacan'schen Psychosetheorie (zur Kritik an dieser therapeutischen Skepsis vgl. Küchenhoff/Warsitz 1992). Wenn die Urverdrängung misslingt, wenn es nicht zur Ausbildung der symbolischen Strukturen kommt, dann entstehen Leerstellen im Symbolisierungsraum des Kindes, und dieser Symbolisierungsraum bedeutet eine absolute Grenze für das Denken, nicht nur für die kognitiv-bewussten Prozesse, sondern auch für den signifikanten Zusammenhang unbewusster und bewusster Fantasien. Das ist der Unterschied zwischen der Verdrängung und dem von Lacan sogenannten Abwehrmechanismus der »Verwerfung«.

Jacques Lacan greift auf einen Terminus Freuds zurück, den dieser in seiner kleinen Arbeit *Fetischismus* (Freud 1927) gebraucht hatte. Darin geht es bekanntlich um die Ausklammerung der Tatsache, dass es zwei Geschlechter gibt, dass also die Mutter keinen Penis hat. Diese Realität wird verworfen, sagt Freud; der Fetisch ist ein Ersatz für den mütterlichen Penis. Mit dem Fetisch wird eine reale Stütze der unbewussten Vorstellung von dem einen Geschlecht aufrechterhalten. Verworfen wird also der vermeintliche Mangel und damit die Angewiesenheit des einen Geschlechts auf das andere.

Das ist der Anknüpfungspunkt für Lacan. Die Verwerfung setzt nicht an der Ausklammerung eines konflikthaften Begehrens an, sondern am Ursprung, an der Bildung der inneren Welt der Repräsentationen. Wenn es auf diese Weise ein (oder doch mehrere) »Löcher« im Symbolischen gibt, dann sind Erfahrungen nicht zu »verstoffwechseln«, besser könnte man sagen: Sie werden nicht relativiert. Denn für die Einführung in die symbolische Ordnung gilt genau das Gleiche, was für die Anerkennung der Geschlechterdifferenz gilt: Der Mangel muss anerkannt werden. Das Symbolische ist aufgebaut auf einer fundamentalen Differenz, wie im Kapitel zum Konkretismus dargestellt. Die Symbole stehen für die Sache, sie sind nicht die Sache selbst. Lacan betont: »Das Symbol ist der Mord der Sache« (Lacan 1975, S. 166).

Durch die symbolische Ordnung ist ein Freiheitsmoment gegeben; wir können Abstand von der Realität nehmen. Desgleichen können wir Abstand nehmen von den wichtigsten Bezugspersonen, wir sind nicht mit ihnen verschmolzen und mit Haut und Haar verbunden. Das ist die positive Seite; die negative Seite ist das Verbot des »Genießens«, wie Lacan sagt. Das Wort ist nicht das Ding-an-sich; die Liebesbeziehung erlaubt es nicht, ganz im anderen aufzugehen, ganz zu verschmelzen, ganz nah zu sein. Das Symbolische schiebt sich dazwischen, führt auch dort Abstand und Differenz ein, wo sie leidvoll erfahren werden und wo es darum geht, sie zu überwinden. Was ins Symbolische nicht integriert werden kann, das kann nicht mit den Mitteln des Denkens und Fühlens weiterverarbeitet werden. Wenn die Erfahrungen zu bedrängend werden, sie nicht be-dacht, nicht symbolisch verarbeitet werden können, dann erhalten sie den Erlebensindex der Realität, sie kommen von außen auf die Person zu. Sie kehren von außen wieder, sie werden der Außenwelt unterstellt, weil die Innenwelt sie nicht mehr halten kann. Um sie fassen zu können, werden die nicht symbolisch verarbeitbaren Erfahrungen mit immer neuen Fantasien ausgefüllt, die die Halluzinationen und den Wahn ausmachen, das Imaginäre, die Welt der Bilder, wird überwuchert und grenzenlos.

Was bedeutet der Ausfall der symbolischen Funktion für die Gestaltung von Beziehungen? In Lacans Begrifflichkeit lässt sich dieser Zusammenhang so ausdrücken: Das »Objekt a« (Objekt klein-a) ist das bildliche, imaginäre Objekt der Wunschfantasien. Normalerweise wird es durch die symbolische Ordnung relativiert. Imagination und symbolische Repräsentanz treten zusammen, um sich auf das Reale zu beziehen, das nicht einfach die Realität ist, da sie gleichsam nackt oder ungefiltert hinter Bildern und Worten gar nicht auftauchen kann – sie ist allerdings immer die Bezugsgröße für Wort und Bild. Wenn die symbolische Ordnung nicht hält, dann wird das Wunschobjekt a, das Objekt der Wunschfantasien, an die Stelle des großen anderen A, der symbolischen Ordnung, treten. Das Wunschobjekt füllt auf diese Weise den ganzen Horizont aus. Das bedeutet, dass die Referenzen, die Verbindungen, die Abhängigkeiten, die zwangsläufig mit der Welt des Symbolischen verbunden sind und die das Objekt mit anderen Objekten und mit Aspekten der Wirklichkeit verknüpfen, durchschnitten werden. Wenn das narzisstische Objekt, wenn man so sagen darf, die Welt wird, dann fehlt jede Relativierung, im Guten wie im Schlechten, sei es bezogen auf das Selbst, sei es in Bezug auf das Objekt. Stattdessen sind unbegrenzte Selbst- oder Objektvorstellungen am Werk. So können Größenfantasien entstehen, aber auch Verfolgungsgefühle, weil die Objekte so bedrohlich groß werden.

Lacan hat eine interessante theoretische Konzeption psychotischer Mechanismen geliefert. Vor allem sind die Auslösebedingungen von psychotischen Prozessen auf diese Weise gut fassbar. Es sind immer Situationen, die es verlangen, dass auf die ursprünglichen und ersten Signifikanten zurückgegangen wird, auf den Ursprung also der Repräsentation. Es sind in der Regel Schwellensituationen, Reifungsschritte, der berufliche Aufstieg in eine leitende Position, die eigene Vater- oder Mutterschaft etc. Lacan beschreibt den Ursprung der Repräsentation mit der Wendung »Namen-des-Vaters« (Lacan 1997a, S. 330). Durch den Vater wird eine ursprüngliche Triangulierung vorgenommen, so das idealtypische Konzept, und zugleich sorgt der Vater für die Einführung in das symbolische Universum.

Dass diese Vorstellungen mit den heute entwickelten Geschlechterkonzepten nicht mehr übereinstimmen, darf nicht darüber hinwegtäuschen, dass Lacan eine wichtige Weichenstellung in der psychischen Entwicklung beschrieben hat. Um zu betonen, dass es um den Vater als symbolischen Ort, nicht um den realen

Vater geht, redet er vom »Namen des Vaters«. So erkauft er sich eine konzeptuelle Schwachstelle, die nur durch die Arbeit am einzelnen Fall aufgelöst werden kann: Er beschreibt nicht, was in den frühen Objektbeziehungen die Identifikation mit dem »Vater der Vorzeit«, wie Freud sagte, verunmöglicht hat.

Viel wichtiger aber ist folgende kritische Anmerkung, auf die bereits hingewiesen worden ist. Weil die Wurzel der psychotischen Störung so früh und grundlegend angesetzt wird, ist sie therapeutisch nicht konstruktiv und wegleitend. Wie auch sonst in der Lacan'schen Lesart der Psychoanalyse sind die guten theoretischen Analysen nicht mit produktiven Handlungskonzepten verbunden. Daher werden sie therapeutisch nur in Verbindung mit anderen Praxiskonzepten wirksam.

Sprachgrenzen und Denkgrenzen

In die Schwachstellen des Lacan'schen Ansatzes können die Objektbeziehungstheorien der Klein'schen und Bion'schen Richtung einspringen (Heim 2005; Burgoyne/Sullivan 1997). Der Dialog zwischen beiden Richtungen ist immer wieder aufgegriffen, allerdings nie systematisch aufgearbeitet worden. Dabei wäre er gerade für die Psychosen-Psychotherapie ausgesprochen hilfreich, denn es stellt sich eine zwingende Anschlussfrage: Wenn die Lacan'sche Psychosetheorie zum Ausgangspunkt genommen wird, gibt es dann eine Möglichkeit, durch die Arbeit in und an der therapeutischen Beziehung die Verwerfung rückgängig zu machen? Wenn Lacan sagt, dass das, was im Symbolischen verworfen wird, im Realen wiederkehrt (Lacan 1997b, S. 57), so ist in therapeutischer Hinsicht zu fragen, was der, dem diese Projektion ins Reale gilt oder den sie trifft, mit ihnen anfangen muss. Wie gut kann es gelingen, die in der Psychose gewaltsam aus dem eigenen seelischen Erlebnisraum herausgeworfenen Beta-Elemente aufzufangen und zurückzugeben?

Vielleicht kommt es nicht von ungefähr, dass viele Psychoanalytiker, die sich der Objektbeziehungstheorie verpflichtet fühlen, optimistischer an die Psychosentherapie herangehen (Volkan 2004; Hartwich/Gruber 2003). Denn die Klein-Bion'sche

Konzeption erlaubt es, therapeutische Spielräume zu erproben, da sie beziehungsorientiert im konkreten therapeutischen Alltag ansetzt. Dadurch ist gleichwohl eine Gefahr des unrealistischen Optimismus gegeben, der sich wiederum durch den sprachgenetischen Ansatz Lacans korrigieren ließe.

Betrachten wir die Gemeinsamkeiten und wechselseitigen Anschlussmöglichkeiten der Bion'schen und Lacan'schen Konzepte etwas genauer. Für beide steht die Fähigkeit zur Repräsentation im Zentrum; bei Bion ist sie als die Fähigkeit zu denken ausgearbeitet, bei Lacan als die Einführung in die symbolische Ordnung. Um repräsentieren zu können, um eine innere Welt der Bilder und Vorstellungen entwickeln zu können, muss bei beiden der Mangel, die Versagung, die Negativität integriert werden. Bei Bion stößt die Nichterfüllung eines Wunsches die Bildung der Konzepte an, bei Lacan baut sich die symbolische Ordnung auf einem Seinsmangel auf, also auf der unüberbrückbaren Distanz zum Objekt und zum Anderen.

Die Stärken Jacques Lacans liegen darin, dass er linguistische Theorien und strukturalistische Ansätze in seine psychoanalytische Theorie integriert. Das erlaubt es ihm, präziser den Sprachverlust in der Psychose zu fassen und die psychotische Grundstörung, die strukturelle Störung in der Psychose, in einer grundlegenden Störung des Verhältnisses zur Sprache festzumachen. Wilfred R. Bion hingegen kann die Bedeutung der Bezugspersonen, der Eltern, aber auch des Therapeuten, genauer denken und damit ihre Möglichkeiten beschreiben, durch die Reverie, durch die Entgiftung toxisch-aggressiver Fantasien, durch ein emotionales Containing und die verdauende Alpha-Funktion Repräsentationen zu schaffen.

Differenz als etwas Lebensnotwendiges – Fallbeispiel

Ich möchte die Bedeutung von Sprache für die therapeutische Erarbeitung einer »Differenz« an einem ausführlichen Fallbeispiel verdeutlichen (siehe dazu auch Küchenhoff 2006b).

Herr A. stammt aus kleinbürgerlichen, engen, dörflichen Verhältnissen. Der Vater hat, bedingt durch den Zweiten Weltkrieg, seine Ausbildung aufgeben und eine karge Landwirtschaft übernehmen müssen. Er ist dabei verstummt, der Sohn verbindet die Erinnerung an ihn mit dem Bild eines regungslos im Halbdunklen am groben Holztisch sitzenden Mannes. Die Familie des Vaters und seiner Schwester, der Tante des Patienten, stammt aus einem Ort auf den Bergen (das wird später eine Rolle spielen), die Mutter kommt aus dem Tal, ebenfalls aus ärmlichen Verhältnissen. Die Familien sind ursprünglich nicht auf gleichem Bildungsniveau gewesen, durch das Scheitern, den beruflichen Abstieg des Vaters, passen sie aber zusammen. Die Mutter habe sich um die Kinder wie um Pflanzen gekümmert, die gut begossen werden, die wachsen sollen, um den Nachbarn zu gefallen. Mehr Zuwendung, gar körperliche Nähe erinnert Herr A. nicht.

Wichtig wird die Person der Tante, die einen kleinen Laden besitzt, in dem auch Bücher verkauft werden. Sie ist die Person, die trotz ihrer kargen Strenge dem Neffen nahe steht, weil er sich bei ihr überzeugen kann, dass es »Menschen mit Freude am Denken« gibt.

Herr A. hat zwei Brüder. Der eine leidet bis heute an einer Abhängigkeitsstörung (Alkoholabhängigkeit), er wird als ein »nicht arbeitsfähiger Frauenheld« beschrieben. Der andere ist im Dorf geblieben, das Elternhaus dient ihm zum Teil heute als Lager für seinen Handwerksbetrieb. Er hat als einziger von den Geschwistern eine Familie.

Es gibt keine Spielräume für Andersheit in diesem häuslichen Umfeld. In der Pubertät rebelliert Herr A., er absolviert eine technische, keine landwirtschaftliche Lehre. Er will die Arbeit des Vaters nicht unterstützen und zieht gegen den Willen der Eltern aus, die ihn nicht verstehen können oder wollen. Als er nach der Lehre keine Anstellung findet und aus finanzieller Not zurückkehren muss, dröhnt ihm ein Hohnlachen des Vaters in den Ohren.

Wieder versucht Herr A. seine Andersheit, vor allem seine hohe Intelligenz und Sprachbegabung, zu leben. Er macht auf dem zweiten Bildungsweg das Abitur, studiert, radikalisiert sich in linken Gruppen, reist nach China auf den Spuren Maos und lebt so, dass es keine Brücke mehr zurück zu geben scheint.

Er geht Freundschaftsbeziehungen ein, die teilweise viele Jahre halten. In den Therapiegesprächen kristallisieren sich zwei Typen von Frauenbeziehungen heraus, die wichtig sind: Der eine

Typus stellt eine erdverbundene, mütterliche Frau dar, der andere die intellektuelle, selbstständige Partnerin. Die Wahl der Freundinnen pendelt zwischen beiden Seiten hin und her. Die spätere Ehefrau lässt sich hier nicht einordnen. Am ehesten ist sie eine verhinderte Intellektuelle, die er gern fördern möchte, so wie er selbst über den zweiten Bildungsweg Karriere gemacht hat.

Während des Studiums kehrt er einige Male, die Eltern völlig überfordernd, nach Hause zurück, leistet weinend Abbitte, entschuldigt sich für etwas, das die Eltern ebenso wenig verstehen wie seinen Lebenswandel sonst. Jede Entwicklung in einer Familie, die normorientiert und stumm ist, wo die Kinder wie Gemüse gezogen werden, eine gewissenhafte Pflege erhalten, allerdings ohne Bewegungsspielräume und ohne Verständnis für mehr als das Lebensnotwendige, jede Entwicklung, die darüber hinausgeht, versündigt sich gegen das stumme Einverständnis.

Nach dem Ende des Studiums wird Herr A. Lehrer, er hatte zuvor eine eigene Familie gegründet und geheiratet, wollte zu seinem eigenen Leben, zu seiner Vaterschaft finden – nun aber macht er, ganz unbemerkt von allen, selbst von seinem Psychiater, zu dem er geht, um eine Depression zu behandeln, innerhalb von mindestens einem Jahr eine Wandlung durch. Er registriert einen Aufstand des Mütterlichen, der Erde, des Wassers, die sich auflehnten gegen das Hohe, das Männliche, das Geistige. Er beginnt, alles zu vermeiden, das dem Weiblichen noch mehr Einfluss einräumen würde.

Ohne dass es irgendjemand bemerkt, stellt er sein Leben um. Er nimmt weite Umwegfahrten mit dem Auto in Kauf, um Ortschaften, die einen Frauennamen oder einen Hinweis auf Weibliches enthalten, zu vermeiden. Er kann einen Apple-Computer ohne ein umständliches Ritual nicht mehr öffnen, weil der angebissene Apfel auf dem Deckel des Notebooks den Sündenfall und das Paradies bedeutet. Er kann kein Schwimmbad mehr benutzen; der Sog des Wassers wird übermächtig, er befürchtet, dass die Fluten ihn einholen, umhüllen und nicht mehr freigeben. Bei alledem ist er seiner kleinen Tochter ein aufmerksamer Vater und geht unauffällig mit seiner Frau und jungen Mutter um, die ebenfalls nichts auffällig findet.

Bald entnimmt er dem Computer Texte, die nur für ihn geschrieben sind, die sich nicht ausdrucken lassen, aber auf dem

Bildschirm erscheinen. Sie verdichten sich zu der göttlichen Bestellung: Er sei ausersehen, die Berge vor den Tälern, das Land vor den Fluten, den Geist vor dem Mütterlichen zu retten. Als er, der zurückhaltend, vorsichtig, abwägend ist, schließlich Gewaltaktionen plant und ausführt, um seinen Platz in der Apokalypse einzunehmen, die überall hereinbricht, übergibt er sich selbst der Polizei – und verstummt. Die Diagnose einer Schizophrenie wird gestellt und eine lange psychiatrische stationäre Behandlung wird eingeleitet.

Während des langen Aufenthalts in der Klinik werde ich gebeten, Herrn A. als Einzeltherapeut zu begleiten, weil er als »unerträglich« gilt. Gespräche mit ihm machen Mühe, weil er nichts sagt. Ich bin ganz auf meine Gegenübertragungsfantasien angewiesen, von denen ich die eine oder andere nutze, um in dem schweigenden Miteinander Vermutungen auszusprechen, wie es Herrn A. wohl gehen mag. Ich würde am liebsten auch den Weg des geringsten Widerstands, den Weg einer schlechten Psychopathologie gehen, um mich zu beruhigen und Herrn A. auszugrenzen: Defektzustand nach akuter paranoid-halluzinatorischer Schizophrenie. Dann aber höre ich, unter dem wenigen, das Herr A. mir sagt, die Selbstbeschreibung: »Ich bin Insasse.«

Daraufhin bemühe ich mich, in Herrn A. den Insassen anzuerkennen. Die Anerkennung des Verstummens als letzte Rettung einer Subjektivität ermöglicht es Herrn A., seine Sprache wiederzufinden, mit anderen Worten: die Äußerungen, das Wort »Insasse« als Signifikant, ernst zu nehmen, ein Signifikant, der auf ein Subjekt verweisen soll. Was also ist das: Insasse sein? Allmählich schälen sich folgende Bedeutungsschichten heraus, zuerst in meinem Gegenübertragungsgefühl, dann im Gespräch mit Herrn A. »Insasse sein« bedeutet also:

- Die Selbstdefinition einer eigenen Subjektivität: Dabei ist zunächst einmal nur das »ich bin« wichtig, nicht so sehr die Zuschreibung einer Eigenschaft (»Insasse«). Herr A. definiert sich auf diese Weise nach der Psychose erstmals wieder als Person.
- Die Wiedererrichtung einer Ordnung: Nach dem langen psychotischen Zusammenbruch der inneren Ordnung und dem Aufbau einer psychotisch-eigenweltlichen, wahnhaften

Ordnung heißt »Insasse sein« auch, dass es eine äußere, geteilte Ordnung gibt, die anerkennt werden muss.
- Die Selbstverurteilung: Allmählich entwickelt sich aus dieser Formel ein ungeheures, vernichtendes Schuldgefühl. »Insasse sein« heißt, für immer schuldig zu sein und kein Recht auf eine andere, bürgerliche Existenz mehr zu haben.

Eine weitere Deutungsschicht der Formel »Ich bin Insasse« verweist auf die Objektbeziehungen. Sie wird als der Versuch einer unmöglichen Identifikation mit dem Vater verständlich, denn der Vater wird vom Kind wie ein Insasse im eigenen Haus erlebt, in seiner Stummheit, durch die er sich selbst verurteilt hat, nachdem alle Blütenträume gescheitert sind. Der Vater stirbt während der Zeit der Therapie und dieser Tod geht ohne Gefühlsbeteiligung an Herrn A. vorbei; er geht auch nicht auf die Beerdigung des Vaters.

Schritt um Schritt ist es in einer über ein Jahrzehnt dauernden Psychotherapie möglich gewesen, die lebensbestimmenden Themen herauszuarbeiten, die zum Verständnis der Schizophrenie beitragen. In der Geschichte von Herrn A. ging es immer um die Anerkennung der Andersheit (vgl. Küchenhoff 2005); die Eigenständigkeit ist zu Hause nicht nur verteufelt worden, sondern blieb unaussprechlich, unmöglich. Und wo keine Differenz erlaubt ist, fehlt die Sprache, die Differenz voraussetzt.

In den Formulierungen der Lacan'schen Psychosetheorie (vgl. Küchenhoff/Warsitz 1992) gesprochen, kann man sagen, dass der Signifikant des Vaterseins verworfen gewesen ist: Herr A. kann nicht selbst Vater sein, nicht selbst die Autonomie haben, um die er immer gekämpft hat, er zerstört durch die Schizophrenie seine Lebensgrundlage, als er Vater wird im biologischen, aber auch im übertragenen Sinn durch den Lehrerberuf. Er, der nicht ein anderer sein durfte, wird nun durch die schizophrene Dekompensation real ein anderer, immer mit dem Mal der Andersheit gekennzeichnet.

Die Tragik der psychotischen Entwicklung besteht darin, dass sich eine schreckliche Kluft auftut zwischen der psychotischen Intention und der äußeren Realität. In der Realität zerstört Herr A. sein mühsam erkämpftes, niemals symbolisch verankertes Anderssein, seinen Lebensentwurf als Intellektuellen und als Vater und Mann, der mit der Differenz auch der Geschlechter produktiv umzugehen vermag. Im Wahn aber intendiert er etwas völlig anderes: Er ist getrieben, die drohende Überwältigung durch das Weiblich-Amorphe, Naturhafte zu stoppen – die Gewaltsamkeit dient der Bewahrung eines Unterschieds, der aufs Höchste gefährdet erscheint. Die psychotische Fantasie soll den drohenden Weltuntergang, das Versinken in eine unterschiedslose Chaoswelt aufhalten – und hebt real die lebenslang erarbeitete Differenzierung, den Prozess des Sich-Unterscheidens auf.

Sigmund Freud sagt (und Lacan wird diesen Satz zum Ausgangspunkt seiner Psychosetheorien nehmen), dass in der Psychose das innerlich Aufgehobene von außen wiederkehre (Freud 1911, S. 308; Lacan 1997b, S. 309). Die Angehörigen werden im psychotischen Erleben zu den konkreten, in keiner Weise mehr symbolischen Verkörperungen einer unvordenklichen Rache, der Rache der sprachlosen Natur an dem Wort, das sie verrät, hier der Rache der Mutter an ihrem Sohn, der sie überflügelt etc. Aufgehoben im psychotischen Erleben existiert allerdings etwas Grundlegendes: die Anerkennung der Differenz.

Die Bedeutung der Destruktivität in der Psychose

Wilfred R. Bion hatte betont, dass der Hass in der Entstehung der Psychose eine bedeutsame Rolle spielt. Der erscheint in der Übertragung und muss dort bearbeitet werden. Herbert Rosenfeld betont, dass psychotische Patientinnen und Patienten sehr wohl eine Übertragung aufbauen. Technisch empfiehlt Rosenfeld, nicht zu stützen und zu beschwichtigen, stattdessen die negative Übertragung und den Sadismus, der auf den Therapeuten projiziert wird, zu analysieren.

Rosenfeld (1964, 1990) beschreibt, anders als Melanie Klein, pathologische Spaltungen in der Psychose: Anders als bei der schweren Persönlichkeitsstörung gelingt dem Psychotiker die Unterscheidung Gut/Böse entlang klarer Trennlinien nicht mehr. Stattdessen stellen sich Verwirrtheitszustände ein, die daraus resultieren, dass »gut« und »böse« sowohl libidinös als auch aggressiv nicht mehr gut differenziert werden können.

Warum kann der psychotisch erkrankte Mensch so schwer wieder gesund werden? Sehr anschaulich beschreibt Rosenfeld eine besondere Konstellation, die er als die »Mafia-Organisation« bezeichnet und in der er eine Manifestation des Todestriebs erkennt. Die Libido ist dem Todestrieb unterworfen. Die Destruktivität ist libidinös unterlegt. Der destruktive Narzissmus ist am Werk, die Vorstellung, dass es Lust macht, alles zu zerstören. Rosenfeld veranschaulicht klinisch den destruktiven Narzissmus und die Organisationen der Persönlichkeit, die aus ihm entstehen. Er sucht nach ihrem Pendant im Erleben seiner Patienten und findet Träume von Gangs oder Mafiaorganisationen, denen der Patient angehört und die ihn nicht aus ihrem Machtbereich lassen.

Die pathologische Organisation des destruktiven Narzissmus ist eine solche innere Mafia, sie erbt als Eigenschaft des libidinösen Narzissmus die Idealisierung der Vereinigung, wie jede Mafiaorganisation sich selbst idealisieren muss. Ihre Aufgabe ist aber die einer Totalisierung der Zerstörung: Es darf keine libidinöse Regung, keine Suche nach einem guten Objekt geben, es ist ein innerer Zensor, wie das negative Pendant zum Ich-Ideal, das über die Einhaltung der destruktiven Tendenzen wacht. Eine der vorrangigsten klinischen Aufgaben für die psychoanalytische Therapie der Gegenwart ist es, mit dem destruktiven Narzissmus umzugehen; *Sackgassen und Deutungen* (1990), das entscheidende Buch von Herbert Rosenfeld, kann dazu als wichtigste und aktuellste Fortsetzung des Freud'schen Narzissmus-Textes angesehen werden.

Rosenfelds anschauliche Beschreibung eines zerstörerischen Narzissmus findet sich in ähnlicher Form bei André Green wieder. Green (1993) beschreibt das Verhältnis von Eros und Todestrieb durch die Beziehung zum Objekt, nicht weil er die Beziehung zum Objekt im Sinne der Objektbeziehungstheorie für primär hält, sondern weil er sagt, dass sich nur am Objekt der Trieb manifestiert, auch wenn er in der Beziehung zum Objekt nicht aufgeht. Ziel der Lebenstriebe, so Green, ist die objektalisierende Funktion, die die Aufnahme einer Objektbeziehung, die Besetzung des Objektes, erlaubt. Der Todestrieb umgekehrt manifestiert sich in einer desobjektalisierenden Funktion, in dem Angriff auf die Objektbeziehung, in dem Angriff aber auch auf die Besetzung der Struktur, zum Beispiel der Sprache, und schließlich auf die Besetzungsvorgänge selbst: Der Todestrieb führt zur Auflösung der Bindung, zu »attacks on linking«, zum Entzug der Besetzung. Das, was Green beschreibt, ist genau die Aufrechterhaltung einer Spannung bzw. Differenz im Verhältnis zum Objekt oder aber ihre Aufgabe bzw. Zerstörung.

Auch das Narzissmuskonzept André Greens (1983) passt hierzu: Der libidinöse Narzissmus erkennt die Differenz zum Objekt an, auch wenn er sie mit allen Mitteln der Verführung zu verringern sucht. Der Narzissmus des Einen vereinfacht die Differenz zum Anderen, indem es nur noch Freund und Feind gibt, und der Narzissmus des Nichts hebt alle Differenz auf. Was oben als Zulassen oder Verkürzen einer Erfahrung des Unterschieds und des Aufschubs in triebpsychologischer Sicht angesehen wurde, ist nun im Narzissmuskonzept auf die Frage der Anerkennung der Differenz zum Anderen bezogen. Auch in intersubjektiver Hinsicht spielt die Differenzerfahrung, ihr Zulassen, ein Mit-ihr-Rechnen die entscheidende Rolle.

Erfahrungsräume und die Entwicklung der Repräsentation

Dass es eine Erfahrungszeit oder einen Erfahrungsmodus gibt, der es erlaubt, mit der Erfahrung von Differenz spielerisch umzugehen, der überhaupt die Erfahrung des Spiels ermöglicht, ist die Erkenntnis, die wir Donald W. Winnicott verdanken. Das »do not challenge«, das gleichsam über dem Eingangsportal zum Übergangsraum steht, beschwört, dass alle, die hier eintreten, nicht die Hoffnung, aber die Identitätslogik verabschieden dürfen. Ob das Schmusetuch zum Selbst, zum Objekt gehört, das darf immer auch anders entschieden werden, immer willkürlich, ohne dass ein Gegensatz daraus entstehen muss. Die Übergangserfahrung ist eine Erfahrung im Zwischenraum der Erfahrung und deshalb kreativ, weil sie das Fort-da-Spiel Freuds, also das Spiel zwischen Anwesenheit und Abwesenheit, in dem die Verlassenheit überbrückende innere Bilder entstehen, zu wiederholen erlaubt (Winnicott 1993).

Übergangserfahrungen bilden die Grundlage für die Repräsentation, für die Symbolbildung. Um Erfahrungen angemessen repräsentieren zu können, ist ein optimaler Abstand zwischen Selbst und Anderem notwendig, ein Zwischenraum zwischen Selbst und Anderem. Natürlich lässt sich die Perspektive auch umdrehen: Wenn eine Welt der Repräsentation und damit eine symbolische Ordnung entsteht, dann schafft sie einen Abstand zwischen dem Selbst und der Welt, zwischen dem Selbst und dem Anderen, der einen Bruch in der unvermittelten Erfahrung der Realität darstellt, aber gleichwohl Freiräume garantiert.

Genuine Übergangsräume, in denen etwas entstehen kann, sind von solchen inneren Erlebnisinseln zu unterscheiden, die nicht produktiv sind, sondern Refugien darstellen, »retreats« (Steiner 1993), also pathologische innere Räume – das sind Räume, die als Abwehrformation gegen sehr eng gestaltete Objektbeziehungen fungieren. In der Psychose kann das der Rückzug auf eine wahnhafte innere Welt sein. Die Wahnwelt wird idealisiert, weil sie so viel Schutz bietet gegenüber den psychotischen Ängsten der Desintegration und der Vernichtung.

Aber auch wenn die Raum-Metaphorik eine große Bedeutung im psychoanalytischen Diskurs gewonnen hat, so müssen wir bedenken, dass es sich hier um eine Metapher handelt. Erfahrungsräume entstehen durch die emotionale Verarbeitung von Mangel- und Trennungserfahrungen. Hier nun zeigt sich, wie fruchtbar die Betonung des Dreieckserlebens, der Triangulierung, in der psychoanalytischen Theorie ist. Triangulierung ist mit dem Kernkomplex der Neurosen, dem Ödipuskomplex, verknüpft. In dem Maße, in dem die primäre Bezugsperson sich einer anderen Person als dem Kind verbunden weiß, werden Omnipotenzfantasien relativiert: Die primäre Bezugsperson ist nicht allmächtig, sie schöpft ihre Kraft aus anderen Beziehungen. Das Kind ist nicht der ausschließliche Quell mütterlicher oder väterlicher Befriedigung; die Eltern haben eine Sexualität, an der das Kind nicht teilhaben kann.

Die in der Triangulierung gegebenen Erfahrungen der Relativierung ließen sich noch weiter ausformulieren. Begnügen wir uns damit, auf die eigentümliche Doppeldeutigkeit des Wortes »Relativierung« hinzuweisen, die uns hier zustattenkommt. Relativierung enthält das Wort »Relation«, eine Bezogenheit. Zugleich bedeutet Relativierung einen Gegensatz zur Absolutsetzung. Triangulierung ist also Relativierung: Beziehungssetzung unter dem Vorzeichen der Unvollständigkeit. Daher ist die Triangulierung die herausragende Figur der Erfahrungsbildung. Der kleinianische Psychoanalytiker Ron Britton (1998) weist deshalb darauf hin, dass die Fähigkeit, in der eigenen Fantasie das elterliche Paar in Ruhe zu lassen und ihm ein eigenständiges Leben zuzugestehen, die Voraussetzung ist für die triangulierende Erfahrung, die ihrerseits die Voraussetzung für das Denken ist. Das heißt, es ist auch ein aktiver Schritt des Kindes gefordert, sich aus der Welt der dualen Beziehung und der damit verbundenen Größenvorstellungen zu verabschieden. Das fällt dem später psychotisch reagierenden Menschen sehr schwer bzw. es wird ihm auch schwer gemacht.

Der pathologische Narzissmus und die Abwehr der Triangulierung

Der französische Psychoanalytiker Paul-Claude Racamier (1982) hat sich sehr weit in das Gebiet der Psychotherapie der Schizophrenie vorgewagt. Als Frucht seiner klinischen Erfahrungen beschreibt er eine Konstellation bei schizophrenen Personen, die er den »Antödipus« nennt. Dieses Fantasma wendet sich zum einen gegen die Anerkennung der Herkunft und zum anderen gegen die Anerkennung der Generationenfolge. Ödipus, der prototypische Held der Psychoanalyse, muss erkennen, dass er seine Mutter geheiratet und seinen Vater getötet hat. In dieser Erkenntnis setzt er den Unterschied der Generationen wieder in ihr Recht ein, auch wenn er sich dabei selbst beschuldigen und bestrafen muss.

Der Antödipus negiert aber die Generationen und die Abkünftigkeit und damit auch die Abhängigkeit. Er ist sich selbst der eigene Erzeuger, Vater und Sohn zugleich. Insofern ist das Fantasma Ausdruck einer frühen Omnipotenz, eines pathologischen Narzissmus, es negiert die Grenzen, arbeitet sich nicht an den Grenzen der Geschlechtsdifferenz, des Generationenunterschieds ab, sondern negiert diese Grenzen insgesamt. Man könnte sagen, dass der Antödipus sich gegen die drei »Facts of life«, die Roger Money-Kyrle (1981) beschreibt, richtet: die Abhängigkeit von der nährenden Brust, die Anerkennung der

Lust der Eltern im Koitus und den Tod. Die basale Verleugnung richtet sich gegen alle Abhängigkeiten, vermieden wird jede Trennungs- und Kastrationsangst, an deren Stelle rückt die Vorstellung der Selbsterzeugung, der Vater des Vaters zu sein, sich selbst geschaffen zu haben.

Sehr treffend hat Giorgio Sacerdoti diese Position umrissen: Die antödipale Fantasie möchte die Wunden heilen, die die Abkünftigkeit vom Objekt geschaffen haben. An deren Stelle wird die »Fantasie der Selbsterzeugung« gesetzt, die darin besteht, dass man selbst sich allein erzeugt hat – gleichsam wird eine Selfmademan-Fantasie ausgeweitet und wörtlich genommen. »Das Subjekt stellt sich an den Platz der eigenen Eltern oder vor sie und macht sie so nutzlos. Ebenso ist der Geschlechtsunterschied abgeschafft« (Sacerdoti 1990, S. 751). Eine solche Fantasie ist jenseits aller Bildlichkeit angesiedelt; sie ist das Produkt einer Verleugnung, der Verleugnung der Tatsache, dass das eigene Leben anderen geschuldet ist.

Die antödipale Fantasie, die Fantasie der Selbsterzeugung, die manche Wahninhalte psychotisch kranker Menschen beherrscht, verleugnet in radikaler Weise nicht nur jede Triangulierung, sondern überhaupt jede Abhängigkeit. Sich selbst erzeugt zu haben, das entspricht der Fantasie einer Gottesgleichheit. Damit ist der Mangel im eigenen Erleben radikal abgeschafft. Der antödipale Held braucht weder Selbstaufklärung wie Ödipus noch Hilfe von anderen, er lebt nach eigenen Gesetzen und ohne Neid und Dankbarkeit.

Das Konzept des Antödipus macht anschaulich klar, wie tief der »Absturz« sein muss, der im Erleben des Kranken notwendig wird, wenn aus der antödipalen Einstellung des psychotischen Erlebens eine Anerkennung der Abhängigkeit von Medikamenten, von therapeutischen Gesprächen, von sozialarbeiterischer Unterstützung werden soll. Dankbarkeit aufseiten des Patienten – als Anzeichen für die Fähigkeit, die Bedeutung wichtiger Bezugspersonen wahrnehmen und anerkennen zu können – kann da nicht erwartet werden; dazu ist das mit dem Absturz verbundene Leiden zu eingreifend und schmerzlich. Eine aktive Mitarbeit im therapeutischen Prozess muss oft fast zwangsläufig mindestens lange Zeit, wenn nicht zeitlebens »verweigert« werden.

Die Beziehungsdilemmata und die psychotischen Lösungen

Stavros Mentzos (2009) betont die Funktionalität psychischer Störungen: Er begreift psychische Vorgänge nicht als determinierte Prozesse, sondern er versteht sie finalistisch. Das erlaubt, Symptome auf ein bestimmtes Ziel hin zu untersuchen: Was will der Kranke damit bewirken? Das heißt aber auch, dass ihm eine – wenn auch unbewusste – Intention, eine Aktivität unterstellt wird. Psychosen sind nicht nur erlitten, sondern auch hergestellt.

Nach den vielfältigen vorhergegangenen Darstellungen psychoanalytischer Psychosetheorien ist diese Aussage keine Überraschung, da sie sich mit anderen psychoanalytischen Konzeptionen deckt. Wer sich eine finalistische Perspektive zu eigen macht, sucht auch nach Gründen, die an der Wurzel eines Verhaltens stehen, nicht nur nach Ursachen. Es ist für Mentzos wesentlich, die Konfliktpsychologie der Psychoanalyse ernst zu nehmen. Sein Ansatz ist als Versuch zu verstehen, die psychoanalytische Konfliktpsychologie noch einmal als Grundlage der Psychodynamik aller psychischen Störungen zu nutzen. Seine anthropologische Grundannahme ist es, dass der Mensch bipolar aufgebaut ist, also von gegensätzlichen Strebungen beherrscht, getrieben oder bedrängt wird. Bei jedem vorliegenden Konflikt ist es wichtig, wie, also nach welchem Modus, er verarbeitet oder abgewehrt wird. Für Mentzos ist der Modus der Abwehr entscheidend für die Entstehung eines psychischen Leidens. Nicht der Konflikt allein prägt die psychische Entwicklung, sondern die Form seiner Verarbeitung.

Der Zugang, der Konflikte nach Maßgabe der Modi ihrer Verarbeitungen untersucht, erlaubt es Mentzos, zwischen unterschiedlichen psychischen Krankheiten Ähnlichkeiten aufzuzeigen. Krankheiten sind oft komplementäre oder alternative Reaktionen auf vergleichbare Grundprobleme. Diese Isomorphismen oder Homologien, von denen Mentzos spricht, lassen es sinnvoll erscheinen, eine vergleichende Psychodynamik zu entwickeln. Mentzos vermeidet Auf- oder Abwertungen anderer Konzepte, sondern versucht sie miteinander ins Gespräch zu bringen, beispielsweise:

- Trauma versus Konflikt: Mentzos betont, dass eine frühe Traumatisierung allein nicht maßgebend für die spätere Pathologie des Erwachsenenalters sei. Vielmehr führe das Trauma dazu, dass die Verarbeitung der Grundkonflikte verunmöglicht wird. Ein Trauma sei also auch an den Formen einer späteren Konfliktbearbeitung ablesbar, und so habe auch die Traumaarbeit ihre Geschichte.
- Konflikt versus struktureller Mangel: Defizite werden von Mentzos nicht als primär angesehen, sondern als sekundäre inadäquate Lösungen von Grundkonflikten.
- Psychiatrische Klassifikation und psychodynamische Diagnostik: Mentzos lehnt die psychiatrische Klassifikation nicht ab, er kritisiert sie aber mit dem Ziel, sie durch Psychodynamik zu ergänzen, er spricht von der »Psychodynamisierung der Diagnosen«.

Grundlegende Dilemmata des menschlichen Lebens sind sowohl die Ausarbeitung der eigenen Identität (Wie kann ich ich selbst sein im Kontakt mit anderen?) als auch die Behauptung des eigenen Selbstwerterlebens: Wie kann ich mich im Kontakt mit anderen wertvoll fühlen (Wertigkeit)? Welche Lösungen für diese grundlegenden Dilemmata des menschlichen Lebens wählen nun psychotisch kranke Menschen?

Für die schizophrenen Psychosen besteht das grundlegende Dilemma darin, den Konflikt zwischen Nähe des Objekts mit der Angst vor der Fusion und der Ferne vom Objekt, also des Alleinseins und der Beziehungslosigkeit, zu ertragen. Schizophren erlebende Menschen lösen das Dilemma von Nähe und Ferne des Objekts so, dass sie das Objekt minimalisieren oder ignorieren – eine Lösung, die ganz auf den Selbst-Pol und seine Übersteigerung ausgerichtet ist: Das Selbst wird auf Kosten der Objektabhängigkeit überbetont. Oder aber die Abgrenzung zwischen Selbst und Objekt wird fallen gelassen, zum Beispiel in den fusionellen Zuständen einer hebephrenen Verfassung, also des Nicht-Loslassen-Könnens der Objekte (Vater und Mutter).

Das andere Dilemma, die andere Koordinate in der von Stavros Mentzos aufgespannten Struktur, beschreibt die Ambivalenz in der Wertzuschreibung, den Aufbau des Selbstwerts auf der einen Seite, die Würdigung des Objektwerts auf der anderen

Seite. Dieses Dilemma spielt für die bipolaren Störungen eine besondere Rolle: Der manisch erlebende Mensch minimiert den Wert des anderen, der depressiv erlebende Kranke minimiert den Eigenwert.

Mentzos' Konzept ist nicht so sehr in den Details der Krankheitslehre wichtig; es trägt ja vieles in gut übersichtlicher Weise zusammen, was schon andernorts bedacht und dargestellt worden war. Es ist besonders wertvoll darin, dass es hilft, eine therapeutische Haltung dem psychisch Erkrankten gegenüber einzunehmen, die ihm eine Eigenaktivität zugesteht, eine Absicht lässt, also eine Intention. Dadurch wird der Kranke, ohne dass das grundlegend belastende Leiden übersehen wird, nicht auf ein passiv erlittenes Defizit reduziert. Außerdem wird die Begegnung mit ihm immer ernst genommen. Wenn die Dilemmata Beziehungsdilemmata sind, dann äußern sie sich in jeder, auch in jeder therapeutischen Begegnung. So führt Mentzos' Ansatz in den Alltag der psychiatrischen Praxis zurück und macht die psychodynamischen Ansätze in der Psychiatrie anwendbar.

Positivierung als therapeutische Grundhaltung

In eine ähnliche Richtung, wie sie Mentzos eingeschlagen hat, weist die ganz auf den *Geisteskranken als Mitmensch* (Benedetti 2002) konzentrierte therapeutische und wissenschaftliche Arbeit von Gaetano Benedetti. Für seinen Ansatz soll das zentrale Konzept der Positivierung stellvertretend stehen, nicht zuletzt deshalb, weil es von Benedetti im Rahmen der Psychosen-Psychotherapie entwickelt worden ist.

Grundlage des Konzepts ist ein anderes Verständnis von Psychopathologie; es wendet sich gegen jede Verkümmerung von Psychopathologie zur reinen Deskription, wie operational verfeinert sie auch sein mag. Psychopathologie handelt für Benedetti immer auch davon, die Weltentwürfe der Patienten, ihr Erleben und die klinische Symptomatik zusammenzudenken. Benedetti ist der einzige Psychopathologe, der im Begriff der Psychopathologie selbst eine therapeutische Dimension verankert hat. In diesem Kontext nun beschreibt der Begriff der Positivierung eine wesentliche Grundhaltung des Therapeuten. Die Positivierung verleugnet weder Leid noch Pathologie, aber verpflichtet sich einer Haltung, die dieses Leid nicht feststellend objektiviert und damit verdoppelt, sondern anerkennt und zugleich – ein Doppelsinn des Wortes – aufzuheben trachtet. Der Begriff »Positivierung« ist gut gewählt; er verweist auf zweierlei: erstens auf die Wertschätzung, die der Therapeut *allen* Äußerungsformen des Erkrankten entgegenbringt, zweitens auf die Umwertung aller negativ und defizitär erscheinenden Phänomene zu sinnhaften Äußerungen und »Positionen«.

Benedetti unterscheidet sieben Formen der Positivierung in der Psychotherapie psychotisch erkrankter Menschen. Die erste Form wird als »lebensgeschichtliche Identitätsforschung« bezeichnet. Hierbei geht es nicht darum, unbewusste Komplexe ans Licht zu bringen, es wird nicht gedeutet, vielmehr werden zwischenmenschliche und kommunikative Verstrickungen benannt, die bei den Kranken zu Grenzverletzungen geführt haben und die sich stetig wiederholen. Das Ziel ist, so Benedetti, eine »erweiterte Subjektivitätserfahrung«. Aus zwischenmenschlichen Situationen wird Subjektivität herausgearbeitet: Das Selbst hat sich in zwischenmenschlichen Konflikten entfremdet oder entäußert und kann sich nur aus diesen Entfremdungserlebnissen heraus wieder finden.

Die zweite Form, bei der es um die »korrektiven Phantasien und freien Assoziationen des Therapeuten« geht, hängt mit dieser ersten Form eng zusammen. Die externalisierten Erfahrungsinhalte, die der Patient nicht bei sich behalten kann, werden in der Fantasietätigkeit des Therapeuten aufbewahrt. Hier konvergiert Benedettis Positivierungskonzept mit Bions Modell des Containings.

Beide Formen der Positivierung haben also gemeinsam, dass sie nur in dem zwischenmenschlichen, also vom anderen her zu denkenden Erfahrungsraum die Faktoren von Subjektivität aufsuchen. Positiviert werden Ich-Grenzverlust oder Externalisierungsnotwendigkeiten. Subjektivität erschließt sich aus der Begegnung; dort, wo sie sich nicht selbst reflexiv einholen kann, wird sie durch den anderen »zurückerstattet«.

Die Formen drei und vier schließen sich hier an. »Kommunikative Psychopathologie« besagt, dass der Therapeut die in der Latenz vorhandenen kreativen Seiten der Symptombildung wahrnehmen und ansprechen kann. Der Therapeut nutzt also nicht nur die eigene Reaktion auf den Patienten, er versteht auch das Symptom als Ausdrucksform seiner Subjektivität. Daraus folgt, dass der Therapeut sich in die Sprache des Patienten eindenkt und sie übernimmt, nicht nur aus empathischen Bedürfnissen, sondern um dem Patienten zu bestätigen, dass er Autor seiner eigenen Welterfahrung ist und dass alles das, was er zeigt, also auch das Symptom, etwas zu sagen hat, nicht nur für den objektiven Beobachter, sondern auch für sich selbst. Damit wird die Sprache des Patienten als Welt- und Selbstdeutung ernst genommen. Kommunikative Psychopathologie versteht Pathologie als Mittel der Kommunikation, nicht als Anzeichen einer zerstörten Innenwelt, sondern als Mitteilung. Wie sehr diese kommunikative Positivierung in der Psychopathologie verloren gegangen ist, ist an manchen Konsequenzen des zeitgenössischen Störungsbegriffs abzulesen, in dem zurückgenommen wird, was bereits einmal erreicht worden ist. So findet eine Re-Pathologisierung der Symptombildung statt.

Form vier der Positivierung geht noch weiter in der Einfühlung, in der »Identifikation mit dem Patienten«. Benedetti betont, wie sehr dieses emotionale Ergriffenwerden von den Äußerungen des Patienten dessen Leistung ist und bleibt. Wiederum wird das Übernehmen der Erlebniswelt des Patienten als dessen subjektive Aktivität verstanden. Identifikation führt zu einer geteilten gemeinsamen Erfahrung, die in der Psychosentherapie zu einer besonderen Übergangserfahrung, zum »Übergangs-Subjekt« führt. Hervorzuheben ist, was auf jede Form psychoanalytischer Psychotherapie übertragbar ist: In der vierten Form der Positivierung geht es um das poietische, also herstellende, zugleich auch das poetische, also dichterische Vermögen in der Psychotherapie. Übergangserfahrungen sind nämlich Erfahrungen geteilter Kreativität.

Benedetti hat immer wieder gezeigt, dass es nicht nur großen Mut erfordert, sich mit dem Kranken zu identifizieren, sondern dass es auch für den Therapeuten eine Bereicherung bedeutet. Die Modernität des Positivierungsansatzes ist auch hier eindrucksvoll; die kreativen Elemente der Psychotherapie werden in den letzten Jahren vermehrt diskutiert. So hat Thomas H. Ogden betont, dass aus dem Dialog zwischen Analytiker und

Analysand ein »analytischer Dritter« (Ogden 1994) entsteht, um zu betonen, dass es in der Psychoanalyse um eine eigenständige Neuerfahrung geht.

Die letzten drei Formen der Positivierung lauten: »Austragen von Situationen des Widerstandes, der Unverständigkeit, der Kontaktlosigkeit«, »Rückführung des Symptoms auf seinen tragischen Erlebnisgrund« und »korrigierende und konstruktive Begegnung mit der Destruktivität und dem Tod«. Positivierung heißt nicht positives Denken. Positivierung heißt auch, sich dem Negativen in der Erfahrungswelt der Patientinnen und Patienten, der Destruktion, dem Tod und der Tragik zu stellen. Diese Seiten des Negativen werden nicht ins Gute oder Versöhnliche gewendet, sondern zuerst einmal ertragen, ohne verurteilt oder gar durch gegenläufige Destruktivität beantwortet zu werden.

Gaetano Benedettis Denken konvergiert an dieser Stelle eindrucksvoll mit den Überlegungen zu den Grundtatsachen des Lebens, die ich bereits beschrieben habe. Wir sind zu sehr gewohnt, das Destruktive als Zerstörung anzusehen und ihm, als Therapeutinnen und Therapeuten, den Kampf anzusagen. Wir sind zu wenig darauf eingestellt – bei aller klinischen Notwendigkeit, offene Destruktivität zu verhindern –, Destruktivität als einzigen Ausweg oder Form der Selbsterhaltung anzuerkennen. Die therapeutische Beschäftigung mit magersüchtigen Frauen kann hier eine Vorstellung davon geben, wie eng verschwistert Tod und Autonomie erlebt werden können. Sie muss aber auch heißen, sich angesichts erschütternder Erfahrungen in der Biografie oder der Krankheit diesen Erfahrungen gemeinsam zu stellen, ohne sie zu beschönigen, ohne sie durch Sinnstiftung zu »adeln«, sondern sie ertragen zu lernen.

Bedingungen des psychotischen Erlebens: Ein psychodynamisches Faktorenmodell

Voraussetzungen

Im ersten Hauptteil habe ich eine Auswahl an analytischen Beiträgen zur Psychosetheorie zusammengefasst, die Relevanzbereiche für die Psychosentherapie darstellen sollte. Die Entwicklung der psychoanalytischen Konzeptionen verläuft wie andere kulturwissenschaftliche oder philosophische Theoriediskurse auch: Die einzelnen Ansätze sind nicht irgendwann vollständig überholt oder uninteressant; sie antworten vielmehr auf Fragestellungen, die sich wandeln: Die Antworten stellen sich im Fortgang der Theoriedebatten zwar als unzureichend heraus, haben aber neue Fragen angestoßen, die dann die aktuelle Forschung beschäftigen. Daher lassen sich auch psychoanalytische Modelle nicht einfach ad acta legen, weil sie hundert oder mehr Jahre alt sind.

Die Metapher eines wissenschaftlichen Hauses kann verdeutlichen, worum es geht. Keine Theorie kann das Haus, in dem die psychoanalytische und psychodynamische Psychosetheorie wohnt, allein für sich beanspruchen. Es gibt viele Parteien in diesem Haus. Jede von ihnen hat eine Daseinsberechtigung, keine kann den Anspruch der Alleinvertretung erheben. Nun können sich die Wohnparteien bekämpfen und sich gegenseitig vorhalten, die Idee des gemeinsamen Hauses verraten zu haben oder zu viel Unrat zu erzeugen oder zu laut zu sein etc. Es liegt auf der Hand, dass dieser Streit das Leben im gemeinsamen Haus früher oder später ersticken wird. Etwas anderes ist es, die Hausgemeinschaft gemeinsam zu verwalten, Konflikte zuzulassen und sich dabei immer zu respektieren.

In diesem Haus wohnt, abstrakter gesprochen, das Faktorenmodell der psychotischen Störung. Die markierten Relevanzbereiche werden also im Folgenden zusammengesetzt – nicht zu einer neuen Theorie, sondern zu einem Modell, das der Komplexität der Fragestellung, wie Psychosen zu verstehen und zu behandeln sind, gerecht wird.

Aufbauprinzip

Das psychodynamische Faktorenmodell des psychotischen Erlebens ist nicht als Synopse der beschriebenen Ansätze zu verstehen. Die beschriebenen Ansätze sind Ausgangspunkte, um jene normalpsychologischen Voraussetzungen der Entwicklung und des Aufbaus seelischer Fähigkeiten zu reflektieren, die in der psychotischen Störung nicht gegeben oder in irgendeiner Weise behindert sind. Zunächst also wird auf die normalpsychologischen Voraussetzungen reflektiert. Diese sind wiederum unterteilt in folgende Kategorien:

- *Subjektives Erleben:* Hier geht es um eine Phänomenologie des Erlebens und seiner Entwicklungsstufen. Dazu gehören folgende Elemente:
  - die Anerkennung von Grundtatsachen des Lebens in der psychischen Entwicklung,
  - die Differenzierung der Beziehungen zwischen Selbst und Objekt,
  - die Integration der Triebe,
  - die Qualität des Körpererlebens.
- *Objektivierbare psychische Fähigkeiten:* Vom subjektiven Erleben müssen die »objektiven« Faktoren unterschieden werden, also die Voraussetzungen, die nicht im Erleben des Einzelnen vorkommen müssen, die aber gleichwohl die Voraussetzungen bilden, dass sich die oben genannten Ebenen des psychischen Erlebens entwickeln dürfen. Dazu gehören:
  - die Integration der Ich-Funktionen oder struktureller Fähigkeiten,
  - die Fähigkeit zur Repräsentation von Erfahrungen.
- *Qualitäten des Beziehungsangebots:* Schließlich sind die Qualitäten der Beziehungen zu berücksichtigen. Zwar

sind sie oft nur aus den Schilderungen der Analysanden abzuleiten, sie bleiben also subjektiv. Dennoch ist es notwendig, als Therapeut eine Entscheidung zu treffen, wie die Beziehungsangebote qualitativ gewesen sein mögen. Es geht also um:

- die von den Bezugspersonen angebotenen Beziehungsvoraussetzungen.

Die normalpsychologischen Faktoren werden in jedem Abschnitt auf das psychotische Erleben bezogen. Um eine Übersicht zu bewahren, werden die Relevanzbereiche angesprochen, aber nicht ausführlich dargestellt. Das Modell dient einzig und allein dazu, Bedingungsgefüge einer psychotischen Psychodynamik zu erarbeiten.

Bedingungsgefüge psychotischer Störungen

Das Bedingungsgefüge psychotischen Erlebens wird von drei Hauptfaktoren abgeleitet, die zunächst allgemein eingeführt und dann auf das psychotische Erleben bezogen werden. Diese Hauptfaktoren sind das subjektive Erleben, die objektivierbaren psychischen Fähigkeiten und die für den psychotisch Erlebenden zur Verfügung stehenden oder fehlenden Beziehungsangebote.

Das subjektive Erleben

Anerkennung von Grundtatsachen des Lebens

Jede Entwicklung setzt, wenn sie gut gehen soll, die Anerkennung von Grunderfahrungen des Lebens (Money-Kyrle 1981) voraus. Zu ihnen gehören folgende Elemente:

- die Akzeptanz der Generationenfolge, also der Tatsache, von Eltern erzeugt zu sein und abzustammen, damit verbunden ist die Akzeptanz der Tatsache, über den eigenen Ursprung nicht verfügen zu können;
- die Akzeptanz der Abhängigkeit, also der ernährenden und schützenden Funktion des anderen;

- die Akzeptanz der Trennung, also der Unmöglichkeit, die Zeit anzuhalten, also letztendlich die Akzeptanz der Sterblichkeit;
- die Akzeptanz der Unverfügbarkeit des Begehrens, also der Lust, letztendlich des Unbewussten, das im Bewusstsein nicht aufgeht: Das Ich ist nicht »Herr im eigenen Haus«.

Tatsächlich spielt die Negierung der Grundtatsachen des Lebens, der »facts of life«, und damit die Negierung der Notwendigkeit von Entwicklung in der Psychose eine große Rolle. Psychotisches Erleben ist tendenziell entwicklungsverneinend.

Die nach dem Vorbild mythologischer Figuren geschaffene Gestalt des Antödipus steht bildhaft für eine regressive Tendenz im psychotischen Erleben, sich als gleichsam selbsterzeugt anzusehen. Damit wird die Abhängigkeit der eigenen Existenz von den Eltern verleugnet. Wenn die Eltern und ihre wichtige Rolle im Dienste des psychotischen Rückzugs negiert werden, gibt es keine Auseinandersetzung mit ihnen.

Neben der Generationenfolge werden auch die zwischenmenschlichen Abhängigkeiten verleugnet, obwohl das natürlich kaum geht, weil jeder Mensch ständig mit ihnen konfrontiert ist. Anerkannt können sie nur werden, wenn die Fähigkeiten des anderen geschätzt werden können. Neid auf die Kraft und Bedeutung anderer unterstützt die Verleugnung der Abhängigkeit. Der Neid versucht die Überlegenheit der anderen zu zerstören. Die manische Abwehr richtet sich gegen jede Form der Abhängigkeit.

Aufschlussreich sind in diesem Zusammenhang die sogenannten Residualverfassungen, aber auch bestimmte Formen der Schizophrenie wie Hebephrenie oder Schizophrenia simplex. Sie lassen sich am besten verstehen anhand einer Analyse des Zeiterlebens. Die subjektive Zeit, so wirkt der Kranke, wird angehalten, Entwicklung wird verworfen, die Zeit soll nicht vergehen. Natürlich bleibt die Frage erst einmal offen, warum es für den psychotisch Erlebenden so unattraktiv ist, sich im Zeitlauf weiterzuentwickeln.

Die wahnhaften Vorstellungen des »Gemachten«, die sich ja oft auch auf die Sexualität beziehen, verkürzen die Unverfügbarkeit des Begehrens auf den Einfluss des anderen. Wenn mein eigenes Begehren vom anderen gesteuert ist, dann ist es nicht mehr Teil meiner Persönlichkeit, dann ist die Unberechenbarkeit unbewusster Regungen, die in mir sind und dazu führen, dass ich nicht Herr im eigenen Haus bin, scheinbar minimiert.

Die Differenzierung der Beziehungen zwischen Selbst und Objekt

Entwicklung stellt sich dar als eine allmähliche Differenzierung zwischen Selbst und Anderem im eigenen Erleben. So entsteht ein allzeit gefährdetes Gleichgewicht zwischen folgenden Erlebnis-Polen:

- Nähe bis zur Verschmelzung und zum Verlust der Ich-Grenzen versus Isolation, Bezugslosigkeit und Einsamkeit,
- Besetzung des Objekts versus Wahrnehmung und Anerkennung der Andersheit des anderen,
- Besetzung des Objekts versus Besetzung des eigenen Selbst (Objekt- und Selbstliebe),
- Liebe zum Objekt versus Wunsch nach Zerstörung des Objekts (Libido und Destruktivität).

Offenbar ist es dem psychotisch Kranken schlecht oder nicht mehr möglich, die Polaritäten zu ertragen, die sich aufspannen zwischen Verschmelzung und Einsamkeit, Vereinnahmung (Besetzung) und Gehenlassen (Anerkennung), Selbstliebe und Objektliebe, Liebe und Destruktivität. Entwicklung heißt dann eben allzu oft Trennung, und Trennung heißt Abschied, ohne dass es ein Jenseits des Verlusts oder der Einsamkeit geben könnte. Die Zerstörung des Objekts in der Fantasie wird nicht durch das Überleben des Objekts aufgefangen, so wie Winnicott es dargestellt hatte (vgl. Küchenhoff 2005), sondern richtet einen endgültigen Schaden an, sodass der Rückzug vom Objekt im Dienste der Wahrung der Grenzen und der Eigenständigkeit des Selbst als der einzige Ausweg erscheint. Die Zeit steht still, wenn die Objektbeziehung einen tragfähigen Verlust, einen geschützten Mangel und einen Freiraum, der die Voraussetzung für die Entwicklung ist, nicht einräumen kann.

André Green (1990) hatte vom Separations-Intrusions-Dilemma gesprochen, das sich den »cas-limites« stellt, den Grenzfällen psychoanalytischer Behandelbarkeit. Stavros Mentzos hatte beschrieben, wie die verschiedenen psychotischen Störungen durch die auf die Nähe-Distanz-Problematik bezogenen Lösungs- und das heißt Abwehrmechanismen geprägt sind. Beide Extreme sind dabei in psychotischen Störungen auffällig: die Verschmelzung mit dem anderen, sodass in der Fantasie Grenzen zum anderen nicht mehr existieren (Beispiel: Hebephrenie), auf der anderen Seite die völlige Isolation vom anderen in der eigenen Fantasiewelt.

Ist schon die Anerkennung des anderen, der in der Besetzung durch das eigene Begehren nicht aufgeht, in der neurotischen Vereinnahmung und Perspektivierung ein Problem, so wird es vollends schwierig in der psychotischen Angst vor dem Objekt oder dem Gefühl seiner Unerreichbarkeit. Ja, anders als in der neurotischen Struktur wird bereits die Besetzung des Objekts in dem psychotischen Erleben selbst oft zu gefährlich und führt zum Entzug der Besetzung vom Objekt.

Die große Furcht vor dem Objekt, die verbunden ist mit der Angst, sich von ihm nicht mehr abgrenzen zu können, führt zum Besetzungsentzug des Objekts und der kompensatorischen Überbesetzung des eigenen Selbst. Mit A. Green sprechen wir besser von der Desobjektalisierung, also von der Zerstörung der Objektbeziehung in der Psychose.

In der Desobjektalisierung ist die Zerstörung des Objekts bereits angelegt. Die Liebe zum Objekt, aber auch die aggressiven Einstellungen ihm gegenüber können oft gar nicht ertragen werden; dann werden sie – das ist die Bedeutung der Projektion – in das Objekt hineinverlagert. Sie werden im eigenen Erleben gar nicht erkannt, sondern nur im Objekt wiedergefunden – mit der Möglichkeit, sich dann vor dem projektiv aufgeladenen Objekt, das im Liebes- oder Verfolgungswahn bedrängend zu werden droht, zu schützen.

Die Triebintegration

Der Umgang mit den nicht in den Absichten des Bewusstseins aufgehenden, nicht ohne Verlust in Sprache umzuwandelnden Triebimpulsen muss ein Leben lang gelernt werden. Das heißt insbesondere:

- Die Unverfügbarkeit des Begehrens, also die Tatsache, dass das Leben nicht rational planbar und die eigene Gedanken- und Handlungswelt nicht vollkommen intentional beherrschbar ist, muss anerkannt werden.
- Die libidinösen und die destruktiven Strebungen müssen als solche anerkannt werden. Wenn sie zu stark tabuisiert sind, ist ihre psychische Integration gefährdet.
- Sie werden miteinander verbunden und in ein – wie immer prekäres – Gleichgewicht gebracht. Dabei sollten die libidinösen Strebungen die destruktiven überwiegen.
- Die Triebimpulse müssen gesteuert werden; Unter- ebenso wie Übersteuerung schaffen Probleme.
- Der Trieb manifestiert sich in der Beziehung zum Objekt. Daher verweist die Qualität der Objektbeziehung auf die Integration des Begehrens.

Die libidinösen und die destruktiven Strebungen entmischen sich im psychotischen Erleben immer wieder; daher rührt die Idealisierung bzw. die Verteufelung von Selbst- und Objektanteilen. Ein Problem kann auch die überstarke anlagebedingte Ausprägung destruktiver Impulse sein, die auf ein wenig integriertes Ich treffen, sodass das Missverhältnis zwischen Verarbeitungsmöglichkeit und Verarbeitungsnotwendigkeit immer größer wird.

Freuds Analyse des Falles Schreber ging davon aus, dass die homosexuellen Strebungen nicht anerkannt, sondern durch Projektion abgewehrt werden mussten. Das gilt in besonderem Ausmaß für die destruktiven Impulse. Wenn sie als zu zerstörerisch erlebt und dadurch als extrem beängstigend erfahren werden, können sie als eigene nicht mehr erkannt und akzeptiert werden.

Nicht ohne Grund ist der Kampf des Guten gegen das Böse ein immer wiederkehrendes Wahnthema: Der Weltuntergang, der im psychotischen Erleben die existenzielle Bedrohtheit des Kranken ausdrückt, steht bevor, weil in einem letzten Kampf das Gute gegen das Böse, Himmel gegen Erde oder Hölle, Mann gegen Frau etc. aufstehen, um das Gute zu retten – und oft hat der Wahnkranke dabei eine besondere Sendung und übernimmt eine besondere Aufgabe, die eben nur ihm zukommt.

In der manisch-psychotischen Verfassung fallen Hemmungen und Schranken, die Triebhaftigkeit wird ohne Rücksicht auf die

Realität ausgelebt. Allerdings ist in der kataton-psychotischen Verfassung der Ausdruck aller Handlungsimpulse extrem gehemmt und in der katatonischen Starre vollständig zurückgenommen.

Qualität des Körpererlebens

Wenn wir die Entwicklung des Erlebens untersuchen, dann muss das Körpererleben berücksichtigt werden, und zwar unter folgenden Gesichtspunkten:

- Integration: Wie integriert bzw. fragmentiert ist das Körpererleben?
- Verhältnis des körperlichen und des psychischen Erlebens: Wie differenziert und voneinander unabhängig sind psychisches und körperliches Erleben (sie können zu ungetrennt, aber auch zu weit voneinander differenziert sein)?
- Lebendigkeit: Inwieweit ist der Körper affektiv besetzt?
- Funktionalisierung: Wird das Körpererleben für Zwecke der psychischen Abwehr funktionalisiert?

Der Körper wird in der Psychose oft als zerstückelter Körper erlebt, in dem der Teil und das Ganze nicht in ein Gleichgewicht gebracht werden können. Die Folge ist, dass einzelne Körperteile losgelöst und unverbunden erscheinen, dadurch natürlich unheimlich, zumindest hypochondrisch-ängstlich besetzt werden. Gisela Pankow (1975) hat in ihrem grundlegenden Werk zur Behandlung der Psychose im Ausgang vom zerstörten Körperbild als eine der Grundfunktionen des Körperbildes das Verhältnis von Teil und Ganzem beschrieben, das in der Psychose gestört ist. Oder aber die Körperbesetzung wird auf dem Umweg der wahnhaften Besetzung des Körpers wieder eingeführt.

Die Katatonie legt Zeugnis davon ab, wie radikal die Lebendigkeit des erlebten Körpers in der psychotischen Erlebensweise eingeschränkt oder aufgehoben sein kann. Das gilt ebenso für die schwere psychotische Depression, in der der nihilistische Wahn so weit reichen kann, dass der Körper als gar nicht mehr vorhanden erscheint.

Im Versuch der Reintegration der Erlebenswelt kann der Körper überbesetzt werden. Der Rückzug auf den Körper ist ein

Versuch, das eigene Selbst zu stabilisieren und zusammenzuhalten. Daher rühren auch die manchmal bizarr und erschreckend anmutenden Selbstverletzungen psychotisch kranker Menschen; sie sind oft gerade nicht destruktiv, sondern ein Versuch, sich selbst wieder zu erfahren.

Die Ebene des Körpererlebens ist zweideutig. Der Verlust der persönlichen Identität, der ganzheitlichen Selbstvorstellung kann sich am Zerfall des Körpererlebens manifestieren. Allerdings kann gerade die Überbesetzung des eigenen Körpers ein erster Versuch der Reintegration sein. Therapeutisch ist dabei zu beachten, dass wir mit den Worten arbeiten, die der Patient uns zu seiner Erkrankung gibt und zur Verfügung stellt.

Herr C. ist 20 Jahre alt. Er dekompensierte, nachdem er im Rahmen seiner Seemannsausbildung einen Segeltörn für einige Monate mitmachen sollte. Er hielt die radikale Trennung von der Familie offenbar ebenso wenig aus wie die Eingeschlossenheit in einer Matrosenmännerwelt. Die Nähe-Distanz-Regulierung wurde auf dem Schiff auf eine extrem harte Probe gestellt: radikale Distanz, verbunden mit einer enormen Nähe. Aus der Biografie ist Folgendes bekannt: Die Eltern hatten sich getrennt, als Herr C. sechs Jahre alt war. Der Vater war einseitig expansiv, ohne Möglichkeiten der Introspektion; die Mutter war einseitig gefühlshaft, aber depressiv. Herr C. hatte im Alter von zwei Jahren eine Orchidopexie (eine operative Fixierung der Hoden am Hodensack). Bei Ausbruch der Psychose sollte er wegen des Verdachts auf eine Hodentorsion (Verdrehung von Hoden und Samenstrang) operiert werden. Der psychiatrische Konsiliarius »rettete« ihn vor der Operation, weil er zu Recht die Diagnose einer Coenasthesie stellte. Die Worte des Patienten dazu lauteten: »In meinem Körper sind die Organe verrutscht.«

Herr C. benutzte im eigenen Verständnis dabei keine Metapher; er spürte unzweideutig die verquere Lage der Organe, insbesondere des Hodens, und dieses Empfinden hatte die Qualität einer Leibhalluzination. Der Therapeut kann die Worte des Patienten als Metaphern ernst nehmen und daran arbeiten, dass für Herrn C. der Lebenskontext »verrutscht« ist nach der überfordernden Ablösung vom Elternhaus, aber auch daran, dass die Angst des kleinen Jungen vor der Hodenoperation in der psychotischen Überzeugung, die Organe seien »verrutscht« und insbesondere der Hoden verlagert, wiederkehrt.

Da stellt sich die Frage: Wer kann sie zurechtrücken? Es ergibt sich, dass die Suche nach dem Vater, der den männlichen Körper definiert und der dazu beiträgt, dass Herr C. sich als Mann erleben kann, wichtig ist – aber zugleich, und zwar in der Sexualisierung dieser Suche nach Identifikationsobjekten, wird eine Angst vor Homosexualität erlebt.

Die objektivierbaren psychischen Fähigkeiten

Die Integration der Ich-Funktionen oder strukturellen Fähigkeiten

Die Ich-Funktionen, also die funktionsbezogene Ausstattung des »psychischen Apparats«, sind die Voraussetzungen für die Entwicklung des psychischen Erlebens. Dabei bleibt an dieser Stelle unberücksichtigt, wie diese Ich-Funktionen entstanden sind, ob sie angeboren und genetisch verankert sind oder ob sie in der Folge von sehr frühen Beziehungsstörungen nicht ausgebildet werden konnten, weil keine Vorbilder oder Identifikationsobjekte zur Verfügung standen. Zu den Ich-Funktionen gehören unter anderem:

- Die Fähigkeit der Wahrnehmung:
  - Selbst- und Fremdwahrnehmung können in unterschiedlichem Ausmaß differenziert und affektiv ausgestaltet sein.
  - Wahrnehmung braucht Filter und Abstandnahme von den Objekten.
- Die Fähigkeit der Steuerung:
  - Triebsteuerung (siehe oben).
  - Ausdruck einer guten Fähigkeit des Affektlebens ist die Toleranz negativer Affekte.
- Das Niveau der Abwehrfunktionen:
  - Werden die Objekte zur Absicherung der Abwehr benötigt (»interpersonale Abwehr«)?
  - Überwiegen neurotische Abwehrmechanismen (nach dem Modell der Verdrängung), Spaltungsabwehr oder Verwerfung?

Im Sinne der Operationalisierten Psychodynamischen Diagnostik (OPD) ist im psychotischen Erleben die differenzierte Objektwahrnehmung aufgehoben, wenn das Objekt immer nur und ausschließlich aus der Position des verfolgenden Objekts heraus wahrgenommen werden kann. Das Gleiche gilt für die Übersteigerung oder Erniedrigung der Selbstvorstellung, die sich entweder in der Größenfantasie oder in der depressiven Selbstkritik äußert.

Ebenso relevant sind die fehlenden Filterfunktionen, die vor allem in den Vorstadien der psychotischen Dekompensation quälend bedrohlich sein können. Werner Janzarik, einer der letzten großen Psychopathologen, hat treffend von der »impressiven Entzügelung« gesprochen: Die einzelnen Impressionen werden übermäßig eindringend, weil sie sich ungefiltert aufdrängen und nicht mit anderen Eindrücken verbunden werden können.

Zur Triebsteuerung wurde weiter oben schon Genaueres ausgeführt. Der steuernde Umgang mit Affekten fällt in der Psychose schwer. Der Depressive ist seinen Schuld- und Versagensgefühlen schutzlos ausgeliefert. Der alkoholabhängige Mensch, der einen Wahn entwickelt, verriegelt die Türen und Fenster, um sich gegen Blicke und Übergriffe zu wehren; anders als durch reale Maßnahmen lässt er sich nicht beruhigen und lässt sich kein emotionaler Ausgleich bewirken. Die Wahngewissheit rührt von der Unfähigkeit, Wahnerfahrungen emotional zu distanzieren.

Bei Jacques Lacan wird als zentraler Abwehrmechanismus in der Psychose die Verwerfung beschrieben. Für sie prägte er die Formel: »Was im Symbolischen verworfen worden ist, kehrt im Realen wieder« (Lacan 1997b, S. 57). Das bedeutet, dass anders als in der Verdrängung nicht Erlebnisse unbewusst werden, sondern aus der Zuordnung zu eigenen Erlebnissen ausgegliedert werden. Die Stimme wird nicht als innere Stimme dem Subjekt zugeordnet, sondern kommt von außen auf das Subjekt zu, gehört nicht zu ihm; die innere Repräsentation wird auf diese Weise radikal enteignet, mit der Folge, dass sie auch nicht mit anderen verbunden und somit verarbeitet werden kann.

Die Fähigkeit zur Repräsentation von Erfahrungen

Die Entwicklung der Sprache und des Sprechens wird hier als eigenständiger Faktor aufgeführt, obgleich sie natürlich allen anderen zugeordnet werden könnte. Sie ist abhängig von der

Qualität der Objektbeziehung, von den ich-funktionalen Voraussetzungen sowie von den libidinösen oder destruktiven Triebentwicklungen. Aber sie ist in sich so bedeutsam, dass sie getrennt aufgeführt werden soll.

Die Sprachentwicklung lässt sich in folgende Dimensionen auffächern:

- Repräsentation von Erfahrungen: Können die Erfahrungen repräsentiert und psychisch bearbeitet werden oder sind sie verworfen, also gar nicht mit einem psychischen Niederschlag verbunden?
- Vernetzung von Erfahrungen: Können die repräsentierten Erfahrungen vernetzt werden oder sind sie unverbunden bzw. werden sie aus ihren Verbindungen gelöst? Sind Worte mit Sachverhalten verbunden oder sind Signifikant und Signifikat getrennt?
- Erfahrungsbildung: Gibt es andere, die neue Erfahrungen zu bilden helfen (durch Containing und Reverie etc.)? Werden die Erfahrungen (der Trennung, der Frustration) so gemacht, dass sie auch verdaubar werden?
- Psychische Räume: Erlaubt es die Entwicklung der psychischen Repräsentation, dass sich Zwischenräume der Erfahrung, Intermediärräume der Fantasie bilden, die nicht von verschiedenen Einflüssen beeinträchtigt oder aufgehoben werden?

Die Sprachstörungen in dem psychotischen Erleben verweisen darauf, dass die Repräsentation der Erfahrungen und damit die Einbindung von Repräsentation in ein Zeichensystem misslingen. »Verwerfung« ist der Terminus technicus für die Unmöglichkeit, bestimmte fundamentale Erfahrungen, zum Beispiel die Identifikation mit dem Dritten, in die psychische Ausstattung zu übernehmen.

Psychotisches Erleben gleicht, wie Winfred R. Bion es ausdrückt, dem »Angriff auf Verbindungen« (Bion 1959). Die Folge ist das Vor- und Aufdringlichwerden einzelner Erfahrungselemente (Beta-Elemente); so lässt sich das Phänomen der »impressiven Entzügelung«, über das ich weiter oben bei den Veränderungen der Wahrnehmung berichtet habe, mit der Störung der Vernetzung von Signifikanten verbinden. Aber auch die Frage der

Destruktivität ist dabei berührt; nicht ohne Grund spricht Bion von dem Angriff auf Verbindungen. Der defektuös anmutende Fantasiemangel einer Residualverfassung kann aus einer Aktivität resultieren, die einem Rettungsversuch des Selbst gegenüber zu eindringend erlebten Objekten entspringt.

Traumatische Repräsentationen sind gerade dadurch definiert, dass sie nicht vernetzt werden können, dadurch nicht verdaubar werden und somit auch nicht zu »erfahren« sind, die schließlich auch in der Zeit und mit der Zeit zurücktreten können und vergessen werden. Das ist eine wichtige Frage in der Analyse der Lebensgeschichte von psychotisch Kranken: Welche Rolle spielen die Erfahrungen, die nicht assimiliert werden konnten, die äußerlich bleiben mussten oder aber Implantaten böser Objekte gleichen, die nicht assimiliert werden.

Erfahrungen können nur in Übergangsräumen gemacht werden. Zur Repräsentation von Erfahrungen ist ein Zwischenraum notwendig, der auf der einen Seite einen Bezug, auf der anderen Seite einen Abstand zum Objekt garantiert. Sich zu sehr aufdrängende Objekte lassen genauso wenig Platz für die Repräsentation von Erfahrungen wie die toten Objekte, zum Beispiel die »tote Mutter« (Green 1983), die zwar physisch gegenwärtig, aber psychisch abwesend ist – und somit keinen Schutz garantiert.

Die Qualitäten der Beziehungsangebote

Entwicklung ist nicht unabhängig von dem Beziehungsangebot der Umwelt. Das Verhalten der Bezugspersonen, die eben nicht nur Objekte sind, aber sich gleichwohl als Objekte anbieten, spielt für die Entwicklung des Erlebens eine zentrale Rolle. Was sind die Aufgaben der anderen? Zu ihnen gehören:

- das Beziehungsangebot, das die Grenzen des anderen respektiert, aber auch die Grenzen spürbar macht und nicht verleugnet;
- die Funktion der Reverie, also des träumerischen Ahnungsvermögens, um die Bedürfnisse (des Kleinstkindes) in der Beziehung zu erraten;
- die Funktion des Containings, also des Bewahrens und Verarbeitens von Erfahrungen, dazu gehört auch die Mög-

lichkeit, geschützte Mangelerfahrungen zu machen, also zum Beispiel Trennungen verkraften zu lernen;
- die Funktion der Repräsentation, also der Benennung und der Hilfe bei der Repräsentation von Erfahrungen, die innerhalb der Beziehung gemacht werden können;
- die Ermöglichung von Übergangserfahrungen durch Zur-Verfügung-Stellen von Übergangsräumen.

Das Bedingungsgefüge psychotischen Erlebens hat auch eine »objektive« Seite; einige Faktoren erscheinen nun aus einer anderen Perspektive, weil sie als objektive Voraussetzung dargestellt werden, also als Eigenschaften der Bezugspersonen vor allem in der Entwicklungszeit des später psychotisch reagierenden Menschen.

Grenzüberschreitungen in den frühen Beziehungen verhindern, dass Räume der Repräsentation entstehen können. Aber auch eine subtile Grenzüberschreitung kann zum Problem werden, wenn nämlich die Konturen und Grenzen der Familienmitglieder unscharf sind und Abgrenzung nicht gefördert wird. Umgekehrt kann die Abgrenzung zu weit gehen und zu Gefühlen der Isolation und Bezugslosigkeit führen.

Die Funktion der Reverie ist abhängig davon, dass ein Beziehungsraum aufgespannt werden kann, der »gut belüftet« ist. Zu weite und zu enge Übergangsräume verunmöglichen Erfahrungen. Wenn der andere sich nicht zur Verfügung stellt, um an den entscheidenden Schwellensituationen der Entwicklung emotional beizustehen, also in der eigenen, bereits symbolisch verfassten Begehrens- und Fantasiewelt nachspürt und zum Ausdruck bringt, wie es dem Kind oder dem Heranwachsenden geht, dann können die Repräsentationen nicht gebildet werden.

In allen Stadien der psychischen Entwicklung sind Containing-Erfahrungen notwendig. Lange Zeit ist die Adoleszenz in ihrer Bedeutung für die psychische Entwicklung unterschätzt worden. Aber auch und gerade sie, die Zeit, in der sich die Kinder verselbstständigen, ist wesentlich für die Bildung der Repräsentanzenwelt. Die Herausforderung für die Bezugspersonen ist dabei besonders groß, weil sie Trennungserfahrungen unterstützen sollen, obwohl sie ihnen selbst möglicherweise besonders weh tun. Allerdings spielt die Fähigkeit der Bezugspersonen, mit

Trennungen umzugehen, nicht erst in diesem Zeitraum eine Rolle; sie begleitet die gesamte Zeit der Kindheit und Jugend. Containing bedeutet immer auch den verständnisvollen Umgang mit Angriffen und Abgrenzungen.

Kein Kind wächst in einem vorsprachlichen Universum auf; es wird immer in eine symbolisch verfasste Welt hineingeboren. Eine Funktion der Bezugspersonen ist es, bei der Versprachlichung von Erfahrungen zu helfen, also zu benennen, was dem Subjekt in der Welt entgegentritt, und das schließt natürlich die Repräsentation von Erfahrungen ein, die innerhalb der Beziehung gemacht werden können. Mit anderen Worten: Dass in der symbolischen Ordnung des später psychotisch reagierenden Menschen Leerstellen auftreten, nicht vernetzte Erfahrungen, kann auch am Versagen der Benennungsfunktion, an der Einführung in die symbolische Ordnung liegen.

Wenn wir die Bedeutung des anderen hervorheben, so müssen wir uns vor Vereinfachungen, die dann mit Schuldzuweisungen zusammengehen, hüten. Wenn wir die verschiedenen Faktoren des Selbst und des Anderen gemeinsam betrachten, so sehen wir, dass sie zusammenwirken oder aber einander ausgleichen bzw. kompensieren können. Drei beispielhafte Konstellationen seien aufgeführt:

- Eine starke aggressive Triebausstattung, die auf ein starkes Ich stößt oder auf belastbare frühe Bezugspersonen, die stellvertretend Erfahrungen verdauen helfen, lässt sich besser kompensieren, als wenn sie auf eine versagende, gereizte, die Aggressionen zurückgebende Umwelt stößt.
- Eine eindringende und keine Frustration zugestehende, keine Grenzen erfahrbar machende Erziehung kann die Bildung von Erfahrung und die Sprachentwicklung beeinträchtigen. Ein Kind mit einer charakterlich starken Aggressivität, mit der Fähigkeit also, zu explorieren und sich dadurch auch abzugrenzen, wird von dieser überfürsorglichen Haltung weniger beeinträchtigt sein als ein ohnehin eher passives, abhängiges Kind.
- Eine Haltung der primären Bezugspersonen, die nur eine einseitige Qualität der Beziehungserfahrung zulässt und die jeweils andere Seite negiert und verfolgend ausschalten will, wird das Akzeptieren der dilemmatischen Struktur

der Erfahrung enorm erschweren. Dabei spielen alternative Bezugspersonen – Großeltern oder Geschwister etwa, aber auch Lehrer in späteren Entwicklungsabschnitten – eine nicht zu unterschätzende Rolle, um die anderen Beziehungsseiten zu entwickeln.

Mit dem psychodynamischen Faktorenmodell werden die psychologischen Voraussetzungen der Entwicklung und des Aufbaus der Persönlichkeit zunächst allgemein dargestellt und dann auf das psychotische Erleben bezogen. Nicht alle Faktoren sind in der Begegnung mit dem psychotisch erlebenden Menschen wichtig; die Faktoren zu kennen ist als eine Brücke zum Verstehen gleichwohl hilfreich.

Schlussfolgerungen aus dem Modell

Die Notwendigkeit eines multidimensionalen Verständnisses

Psychotische Störungen beunruhigen. Die Begegnung mit dem psychotisch erkrankten Menschen lässt die Selbstverständlichkeit, mit der die nicht in psychiatrischer Behandlung stehenden Menschen ihr bewusstes Leben führen, rasch einer tiefen Verunsicherung weichen. Nach wie vor kann das Elend, das mit psychotischem Leiden verbunden ist, groß sein, auch wenn die Stigmatisierung abgenommen, die Chance der schnellen Symptomreduktion durch Psychopharmaka stark zugenommen hat. Bislang ist das Rätsel der psychotischen Störungen von keiner Seite so gut aufgeklärt worden, dass sich zuverlässig wirksame Behandlungsformen daraus ableiten ließen. Das gilt für die neurobiologischen Ansätze ebenso wie für die sozialpsychiatrischen und psychodynamischen.

Der Komplexität psychotischer Störungen angemessen ist einzig eine multiprofessionelle Therapie, in der jeder und jede dazu beiträgt, was aus der eigenen Perspektive möglich ist. Die nach wie vor unbefriedigenden Behandlungsresultate sollten allen therapeutischen Gruppen Anlass zu Bescheidenheit sein. Das muss auch im Kontext psychoanalytischer Ansätze betont werden, allerdings kann auf diese nicht verzichtet werden, wenn die Patienten und Patientinnen angemessen verstanden und entsprechend behandelt werden sollen.

Was für die psychiatrisch-psychotherapeutische Behandlung insgesamt gilt, ist auch innerhalb des speziellen Feldes der psychoanalytischen Ansätze zu berücksichtigen. Es kann innerhalb des psychodynamischen Spektrums der Psychosetheorie und -therapie nicht einen eindimensionalen Ansatz für das Verständnis und die Behandlung der psychotischen Störungen geben. Vielmehr muss eine Vielzahl von Bedingungsfaktoren abgewogen und überprüft werden, von denen das Modell wesentliche Elemente abbilden sollte. Alle Bedingungsfaktoren können für die Entstehung der psychotischen Störung potenziell eine Rolle spielen; sie wirken aufeinander ein und wirken zusammen. So entstehen Bedingungskonstellationen der psychotischen Störung, die sich beschreiben lassen und die Implikationen für die therapeutische Arbeit haben. Die Verflechtung der Faktoren sei nur an drei Beispielen gezeigt:

- Wenn die Triebausstattung, vor allem die Neigung zur Destruktivität, zu stark entwickelt ist, sind die Anforderungen an das Objekt besonders groß, was die Unterstützung der Erfahrungsbildung angeht.
- Wenn sich die Bezugspersonen nicht abgrenzen, dann ist überhaupt die Möglichkeit, Trennung erleben zu können und die »facts of life« zu akzeptieren, eingeschränkt.
- Eine gute konstitutionelle Fähigkeit der Wahrnehmungsfilterung und der Affektkontrolle schützt auch dann, wenn die schützende und »verdauende« Funktion der wichtigen Bezugspersonen mangelhaft ist.

Psychotische Störungen sind Beziehungsstörungen. Sie sind nicht ausschließlich, aber zum Teil eben auch in (fehllaufenden, traumatisierenden) Beziehungen entstanden; sie manifestieren sich auf jeden Fall in der Beziehung zu anderen und wirken sich massiv auf Beziehungen aus. Diese Beziehungsperspektive ist ernst zu nehmen und zur Grundlage der therapeutischen Haltung zu machen.

Psychotische Störungen sind nicht einfach Störungen im Sinne eines Fehlens oder eines Fehlers; sie können zugleich stören, aufrütteln, verunsichern. Natürlich sind die Störungen von unter Umständen hohem und langfristigem Krankheitswert. Das bedeutet aber nicht, dass die psychotischen Produktionen nur Krankheitssymptome, nur Defizite sind. Jedes Symptom ist auf seine Restitutionsleistung hin zu befragen, so wie der Wahn im Fall Schreber als Weltenaufgang, nicht als Weltenuntergang erschienen ist.

Menschen mit psychotischen Störungen haben ein besonderes Verhältnis zur Welt der Sprache und der Repräsentation. Jedes Symptom ist auch Sprache oder Ansprache, allerdings in einer zu übersetzenden und zu entschlüsselnden Weise. Nicht zu übersehen ist zugleich die Schwierigkeit für die psychotisch belasteten Menschen, in der Sprache heimisch zu werden. Die Übersetzungstätigkeit des Therapeuten oder der Therapeutin richtet sich deshalb auch darauf, das nicht zur Sprache Kommende zu benennen oder es auszudrücken zu versuchen.

Die Beziehungs- und die Sprachstörungen hängen miteinander zusammen, in einem komplexen Bedingungsgefüge, das bereits beschrieben worden ist. Im Sinne von Donald W. Winnicott sind »gut genug« ausgestattete Beziehungen die Voraussetzung dafür, in der Sprache anzukommen. Umgekehrt sind die Fähigkeiten der Repräsentation und damit der eigenseelischen Verarbeitung von Erfahrungen beziehungsstützende und beziehungsschützende Faktoren.

Psychodynamische Grundhaltung in der Begegnung mit psychotisch erkrankten Menschen

Weil die Beziehung in jeder psychoanalytisch fundierten Therapie und insbesondere auch in der Begegnung mit psychotisch erlebenden Menschen so wichtig ist, ist sie der Ausgangspunkt aller weiteren Therapie.

Psychotherapie dient nicht dazu, Pathologie beim anderen auszuloten oder zu reparieren, sondern sie arbeitet an einem gemeinsam geteilten Verständnis dieser Pathologie. Die Beziehung ernst zu nehmen bedeutet die Teilnahme am Erleben des anderen unter Zurücknahme der eigenen Werthaltungen. Es bedeutet, ganz im Sinne von Gaetano Benedettis Konzept der Positivierung, das Vorhandensein oder die Notwendigkeit von etwas zu akzeptieren, das allzu leicht als »Störung« behandelt wird.

»Positivierung« heißt aber auch und vor allem, das Subjekt zu finden, und zwar dort zu finden, wo es sich äußert, ohne sich selbst vertreten zu können. Dabei ist das Subjekt nicht nur der versteckt in uns Handelnde, auf den nur hinzuweisen ist. In einem radikaleren Sinn muss manches Handeln, zum Beispiel Selbstverletzungen, aber auch das Stimmenhören, als Akt verstanden werden, der gerade dazu dient, Subjektivität erst herzustellen. So kann das psychopathologische Phänomen des Stimmenhörens dazu dienen, eine Wahrnehmung zu produzieren, zu der es auch ein wahrnehmendes Subjekt geben muss. Positivierung meint also, im Symptom erstens einen Ausdruck verborgener Subjektivität zu sehen, wie sie zwar vorhanden ist, aber nicht gelebt werden kann, und zweitens darin einen Versuch der Subjektkonstituierung zu sehen.

Beziehungsdynamik und psychotisches Erleben

Welche spezifisch psychodynamischen Möglichkeiten können genutzt werden, um die Therapieziele zu erreichen?

Sicher ist die Arbeit in und an der Übertragung wie in jeder analytischen Psychotherapie entscheidend auch für die Arbeit mit psychotischen Personen. Dass dabei die Konfliktbearbeitung nicht wie in der Neurosenpsychologie im Zentrum steht, ist klar. Stattdessen werden die Übertragungsmuster, die mit einer Auflösung der Selbst-Objekt-Grenzen verbunden sind, bearbeitet. Das wiederum bedeutet, dass die massiven Projektionen und Introjektionen angegangen werden müssen. Übertragungsarbeit findet dann an der Grenze zwischen Selbst und Anderem statt. Zugleich ist es wichtig, an den »facts of life« zu arbeiten, um die Fantasie, zeit- und grenzenlos in der Therapie aufgehoben zu sein, den Widerstand gegen jede Veränderung und anderes zu bearbeiten. Dabei ist es wichtig, die Art und Weise der Deutungstechnik genau abzuwägen. Sie muss immer eingebettet sein in ein Containing, das es den Patientinnen und Patienten erlaubt, die affektiven Belastungen gut zu verarbeiten und zu integrieren.

Immer wieder bedarf es anderer Medien als der Sprache, um die grundlegenden Risse in der symbolischen Welt des Kranken zu heilen, zum Beispiel der Körperarbeit (Küchenhoff/Warsitz 1993) oder der Kunsttherapie (Pankow 1975). Aber auch die sprachliche Interaktion besitzt die Fähigkeit, Strukturen zu bilden, die zuvor verloren gegangen sind. Es geht immer darum, die Verwerfung in irgendeiner Weise wieder rückgängig zu machen. Das aber bedeutet, dass Grenzerfahrungen überhaupt erst spürbar werden können. Das kann durch ein »Nein«, das strukturbildend wirkt und das sowohl Grenzen einführt wie auch den Schmerz der Grenzsetzung bearbeitet, möglich werden, wie das nachfolgende Beispiel anschaulich klarmacht.

> Herr B. ist 20 Jahre alt; er wird schon lange wegen einer hebephrenen Schizophrenie behandelt. In der Psychotherapie-Abteilung für psychotisch ersterkrankte Menschen wird die Familiendynamik schnell deutlich. Die jugendlich gebliebene Mutter, die den Sohn allein aufgezogen hat, kommt täglich zu einem mehrstündigen Besuch. In einem Gespräch teilt sie eine Intimität mit: Der Sohn hatte immer Angst, allein zu schlafen. Daher durfte er immer im Bett der Mutter liegen. Die durch die Nähe zur Mutter evozierte sexuelle Erregung wird mittels exzessiver Masturbation abgeleitet, wobei die Mutter den Sohn insofern unterstützt, dass sie ihm Stofftaschentücher reicht und sie in der Toilette entsorgt.
>
> Das Team verbietet der Mutter, öfter als einmal in der Woche für eine Stunde zu Besuch zu kommen. Die Mutter beschwert sich beim Klinikdirektor, allerdings ohne Erfolg. Erstaunlich ist die Entwicklung des Patienten in den darauf folgenden Monaten, der aus seiner läppisch anmutenden Unbekümmertheit um das Verstreichen der Zeit herausfindet und sich am Reha-Programm der Abteilung beteiligt.

Oft gelingt die strukturbildende Arbeit in dieser Form nicht, die die »facts of life«, die unabweislichen Mangelerfahrungen, einführt und erlebbar macht. Dann kann es durchaus sinnvoll sein, die Körpererfahrung zu nutzen, die Tatsache, dass das Selbst ursprünglich ein körperliches ist und vom Körper abgeleitet werden kann. Dabei kann die Arbeit mit und an dem Körper unmittelbar ansetzen oder aber an dem Körperbild, das auf Körperskulpturen, also in der Gestaltungstherapie hergestellte Körperformen, projiziert wird (Pankow 1975; von Arnim et al. 2007).

Die stationäre psychiatrisch-psychotherapeutische Behandlung bietet besondere Möglichkeiten, um in der vielgestaltigen Beziehungsarbeit zu den verschiedenen Mitgliedern eines therapeutischen Teams katastrophische Ängste abzubauen und um im Beziehungsgeflecht der Abteilung mögliche Containing-Erfahrungen zu erlauben, die zu Kristallisationspunkten neuer Repräsentationen von Erfahrung werden können (Küchenhoff 1998). Die therapeutische Arbeit hat hier ein kognitives Ziel, nämlich das Erkennen psychotogener Auslöser und die Vermeidung dieser Auslöser. So wichtig diese Aufgabe sein kann, so kann natürlich mit Fug und Recht hinterfragt werden, ob hier noch von einem psychodynamischen Schritt gesprochen werden kann. Aber im Sinn der Strukturintegration handelt es sich um einen wesentlichen Punkt, nämlich die Fähigkeit zur Antizipation zu fördern. Die therapeutische Arbeit hat dann nicht mehr zur Aufgabe, die psychotischen Krisen zu integrieren, sondern die Risikofaktoren für Desintegration zu bestimmen.

Die Psychopharmaka erlauben es, die Ich-Funktionen zu reintegrieren. Das gelingt aber nicht einfach und automatisch. Vielmehr ist es notwendig, neben der entdynamisierenden Funktion, die es dem Ich erlaubt, die Erfahrungswelt zu reintegrieren, auch die Psychopharmakaeinnahme miteinander zu bearbeiten, und zwar so, dass aus der Einnahme der Medikamente nicht eine erneute Entmächtigungssituation entsteht. Medikamente erleichtern den Rückgewinn der integrativen Funktionen, garantieren aber nicht, dass dadurch schon die Ich-Funktionen ausgebildet werden, dass die bessere Wahrnehmungs- und Impulskontrolle tatsächlich wieder dem Ich zugeschrieben werden. Dies bedarf anderer therapeutischer Methoden, nämlich des Durcharbeitens anhand von Übertragungen.

Diese Form des Durcharbeitens ist bedeutsam, weil es dem Patienten ein besseres Verständnis seiner selbst vermittelt. Es ist also eine identitätsstabilisierende Maßnahme, die gegen das Selbstbild, »verrückt« geworden zu sein, gerichtet ist. Ziel ist es auch hier nicht, den Rückfall zu verhindern, sondern die psychotische Erlebensschicht in die eigene Persönlichkeit zu integrieren.

Psychotherapeutische Arbeit mit psychotischen Patienten

Vor dem drohenden Zusammenbruch der Realitätskontrolle

Der Verlust der Fähigkeit zur psychischen Integration von Erfahrungen und die Desintegration der Persönlichkeitsstruktur sind außerordentlich bedrohliche und existenzielle Erlebnisse. Je früher eine Therapie beginnt, je früher es möglich ist, die psychotische Dynamik zu verstehen und zu integrieren, desto besser sind die Chancen, sich wieder von ihnen erholen zu können. Daher ist es wichtig, präpsychotische Erlebnisweisen zu erkennen und zu behandeln.

Selbst wenn sich bereits ein psychotisches Leiden entwickelt hat, ist der Rückblick auf die präpsychotischen Krisen hilfreich. Das beste Mittel, um eine gehaltvolle subjektive Krankheitstheorie zu entwickeln, also auch das beste Mittel für Psychoedukation, ist die verständnisvolle Einsicht der Patientinnen und Patienten in die präpsychotische Entwicklung. Zugleich ist der Therapeut oder die Therapeutin gefordert, auf mehreren Ebenen zu handeln, also auch die verschiedenen Behandlungsoptionen zu prüfen und auszuwählen. So ist es meist notwendig, psychopharmakologische und psychodynamische Therapie miteinander in Einklang zu bringen.

Ich spreche im Übrigen von »präpsychotischer Krise« statt von »Prodromalstadium«: Wenn das Prodromalstadium nicht fortschreitet, ist es gut, aber die schizophrene Krankheit ist gleichwohl deutlich geworden – so legt die Nomenklatur nahe. Von einer präpsychotischen Krise zu sprechen lässt den Prozess hingegen offen und suggeriert nicht, dass dieser Prozess naturwüchsig weitergehen könnte. Der Begriff des Prodroms suggeriert ein einseitig organisches Ursachenkonzept.

Günter Lempa (2006) beschreibt aus psychodynamischer Sicht unter anderem folgende präpsychotischen Phänomene:

- ➢ Es finden sich autistische Verhaltensweisen, die zu »zwanghafte[n] und fast suchtartige[n] Refugien« (Lempa 2006, S. 34) werden können. Dazu zählt auch die Flucht in tiefgründige Gedankenwelten, um den realen Herausforderungen zu entfliehen.
- ➢ Die Angst vor Selbstständigkeit kann groß werden, dazu zählen massive Entscheidungsprobleme. Die Panik vor eigenständigen Handlungen, die wie ein Fallen ins Bodenlose erlebt werden, wächst steil an. Es wird gefährlich, etwas für sich zu beanspruchen oder ein »Nein« gegenüber den Eltern oder anderen wichtigen Bezugspersonen auszusprechen. Die Familiendynamik kann diese Ängste sehr unterstützen, wenn beispielsweise uneindeutige Verantwortlichkeiten und verschwommene Identitäten die Familienstrukturen unklar werden lassen, aber auch wenn die Familien sich nach außen übermäßig abschotten.

Stavros Mentzos (2006) versteht diese (und andere) prodromale Erlebens- und Verhaltensformen aus seiner psychodynamischen Sicht. Und psychodynamische Ansätze dienen – so betont er – nicht einfach dazu, etwas zu deuten, sondern dazu, sich ein Bild zu machen, ein eigenes Verständnis herzustellen und damit nicht ausgeliefert zu sein. Und sie können dazu dienen, die richtigen Maßnahmen zu ergreifen. Er gibt ein schönes Beispiel:

Ein Patient sagt zu ihm in der Aufnahmesituation, er sehe, dass Mentzos verrückt geworden sei. Offenbar liegt eine Projektion vor; der Patient steht unter massivem Druck, Fragmentierungsgefahren zu begegnen. Die Projektion dient der Entlastung vor diesen Ängsten (nicht ich, sondern er ist verrückt). Dann kann es möglich sein, mit dem Patienten die Verrücktheitsangst zu besprechen und ein Neuroleptikum zu verordnen, das die Reintegration unterstützt.

Für Mentzos ist zentral, dass sich das psychotische Geschehen gegen die unerträglichen psychischen Spannungszustände richtet, die von dilemmatischen Grundsituationen ausgehen, oft eben vom Dilemma zwischen Selbstidentität und Auflösung in der Nähe anderer. Diese Dilemmata führen zu Spannungen, gegen diese werden Abwehrformationen erbaut. Lösungen sind – wie oben von Lempa beschrieben – der Autismus auf der einen und die fusionäre Beziehung auf der anderen Seite.

Das Dilemma des Menschen mit einer affektiven Psychose ist etwas anders gelagert: Er hat das Dilemma der völlig von dem Selbst bzw. völlig vom anderen abhängigen Selbstwertigkeit zu *lösen*. Es reicht, so können wir folgern, in der präpsychotischen Verfassung nicht, als Prävention eine kognitive Aufklärung zu betreiben, sondern es braucht die psychodynamische Hilfe bei der Bewältigung der dilemmatischen Situationen.

Thomas Müller (2009) betont, dass die Auslösesituationen nicht auf einen Nenner gebracht werden können, also unspezifisch sind, dass allerdings die individuelle Bedeutung hochspezifisch ist. Zentral ist in jedem Fall – hier erweist sich Müller als Mentzos-Schüler – die Erschütterung des Nähe-Distanz-Gleichgewichts. Die Folge sind Vernichtungsängste (durch Intrusion oder Verlassenheit), die vom instabilen Selbst nicht aufgefangen werden können. Zugleich werden archaische Wünsche nach dem Objekt wach (»Objekthunger«). Der bedrohte Patient wählt nun die psychotische Lösung: Die psychischen Strukturen werden nicht nur geschwächt, sondern aktiv verworfen. Damit ist aber eine weitere Fragmentierung verbunden, die ihrerseits Angst bereitet. Ein Zyklus von immer rabiater werdenden Introjektionen und Projektionen entsteht. Omnipotente Fantasien werden wach, psychotische Mechanismen sind Ich-Leistungen, sie wollen omnipotent das Selbst und das Objekt reparieren – und scheitern dabei.

Der Zwang zur Ökonomie des Gebens – Fallbeispiel

Ich werde zur Illustration Ausschnitte aus der psychoanalytisch orientierten Behandlung eines Patienten anführen, die im Verlauf der Therapie mehrfach (prä)psychotischen Krisen ausgesetzt gewesen ist. Herr L. leidet erst an einer in der Pubertät auftretenden schweren Essstörung, später an einer Persönlichkeitsstörung, die mit psychotischen Krisen verbunden ist.

Herr L. entstammt einem wohlsituierten bürgerlichen Elternhaus. Die kleine Schwester beansprucht in ihrer Kindheit wegen einer schweren Krankheit die Aufmerksamkeit der Mutter. Dank der dortigen Möglichkeit des Rooming-in ist die Mutter immer wieder bei der Tochter im Krankenhaus. Herr L. bleibt unter der Obhut des Vaters; der Vater bemuttert ihn. Er ist ihm ähnlich, zwischen beiden entfaltet sich eine sehr innige Beziehung. Der Vater verkörpert einen sehr hohen, allerdings unausgesprochenen Anspruch an die beruflichen Leistungen, aber auch an die Umsetzung von überhöhten und ausgesprochen strengen Werthaltungen. Die verständnisvolle Haltung der Eltern in allen Dingen, die eng mit einer unausgesprochenen, darum sich umso feinporiger durchsetzenden Erwartung verknüpft ist, macht es Herrn L. in allen Stadien seiner Entwicklung sehr schwer, sich abzugrenzen.

Symptomentwicklung

Ich fasse zunächst die Entwicklung der Symptomatik und insbesondere der präpsychotischen Störung zusammen. Herr L. entwickelt in der Adoleszenz eine Essstörung und magert ab. Er willigt schließlich ein, in eine Psychotherapie zu gehen. Bei der ersten Therapeutin muss er allerdings aufhören und so wechselt er zu mir. Im Verlauf der Behandlung zeigt er präpsychotische Symptome: Die Gedanken werden laut, die Wahrnehmungsimpressionen »entzügeln« sich (vgl. Janzarik 1988) und werden dominant und aufdringlich. Wahngedanken beeinträchtigen ihn in seinem sozialen Verhalten (Beeinträchtigungsideen).

Wie Kompensationsversuche muten weitere Symptome an, die ihrerseits zu Einschränkungen führen. Die Entscheidungsunfähigkeit ist sehr groß und verurteilt Herrn L. immer wieder über längere Zeit dazu, handlungsunfähig zu sein. Sie stellen sich heraus als Teil einer nicht sofort sichtbaren Zwangsstörung. Diese Zwangsstörung äußert sich auch in subtilen und alltäglichen Bereichen: Ein strikt magisches Denken gebietet ihm, in seinen Verrichtungen eine bestimmte Reihenfolge einzuhalten, nur dann kann der Tag so gestaltet werden, dass er zu einem guten Ende führt. Zwar ist die Essstörung überwunden, aber der Umgang mit dem Essen ist durch ein ständiges Herauszögern, sei es des

Essens selbst oder der Beendigung der Mahlzeit, gekennzeichnet; so beschäftigt er sich immer noch lange mit dem Essen.

Um die Krisen einordnen zu können, möchte ich einige wichtige Etappen der Therapie wiedergeben.

Der Abschied von der früheren Therapeutin

Herr L. wurde von seiner ersten Therapeutin an mich abgegeben. Dieser Abschied wiegt viel schwerer, als es anfangs den Anschein hat. Herr L. hat selbst wählen können; er kommt drei Monate vor dem Ende der vorhergehenden Therapie zu mir, macht sich ein Bild, betont, er würde gern bei mir fortfahren. Als er dann tatsächlich beginnt, fällt es ihm sehr schwer, mich zu akzeptieren. Immer vergleicht er mich mit der früheren Therapeutin, die viel besser mit ihm umgehen konnte, die ihn viel besser verstand.

Ich nehme diese Entwertung entgegen und verstehe sie als Ausdruck einer Muttersehnsucht: Tatsächlich hat er ja die Mutter früh an die Schwester verloren. So entsteht eine Wiederholungssituation in der Therapie. Diese Deutung macht die Zusammenarbeit allerdings nicht leichter. Immer wieder reagiert Herr L. panisch aufgrund des Gefühls, doch etwas Entscheidendes und Unwiederbringliches verloren zu haben.

Die Bearbeitung der emotionalen Gefährdungen

Nun folgt eine Zeit, in der Herr L. Vertrauen zu mir fasst. Er drückt mir gegenüber seine Sorgen aus verschiedenen Lebensbereichen voller Verzweiflung aus: Er erträgt die Nähe der anderen nicht. Er kann in der Küche nicht essen, wenn andere zugegen sind. Immer horcht er, ob er Geräusche aus anderen Zimmern hört. Er kann sich nicht abschirmen, er kann gleichsam keine Trennwand einbauen – Abgrenzung wird zum ersten Mal Thema, und sie fällt ihm enorm schwer.

Er macht eine Ausbildung und kommt mit seinen Leistungsansprüchen schlecht zurecht, will alles besonders gut machen und bewältigen. Er kann der eigenen Wahrnehmung nach schlecht Vorträge halten; er kann sich nicht in den Mittelpunkt stellen. Das alles strengt ihn sehr an, und ich bin der stabilisierende und unterstützende Therapeut, der ihm bei der emotionalen Bewältigung hilft.

Die Freundschaftsbeziehung

Fast unbemerkt entwickelt sich eine Freundschaftsbeziehung; er versteht sich mit einer Freundin rasch gut und ist darüber selbst überrascht. Aber weil diese Beziehung offenbar eine gute Seite in seinem Leben darstellt, spart er sie in der Therapie aus und spricht nicht darüber. Das ist durchaus ein produktiver Schritt, weil er auf diese Weise etwas für sich zurückbehält, wozu ich keinen Zutritt haben soll. Allerdings lässt er mich an dieser Stelle – und anlässlich anderer Themen – nicht teilhaben an seinen positiven Entwicklungen. Es ist so, als habe er Angst, sich von mir trennen zu müssen, wenn er zugesteht, dass er sich entwickelt. Es ist wie ein inneres Verbot, erwachsen zu werden.

Die Beziehung zu den Eltern

Das Elternhaus ist stark idealisiert. Herr L. hat das Gefühl, dass das Leben mit den Eltern wie ein Leben im Paradies gewesen ist. Er ist neidisch auf die Schwester, die zu Hause geblieben ist; sie kommt weiter in den Genuss des engen Kontakts mit den Eltern. Nur allmählich wird ihm deutlich, dass die Eltern ihm etwas vorenthalten haben: die Erfahrung von Grenzen. Er merkt dies an der völlig fehlenden finanziellen Regelung; er weiß nicht, wie viel Geld er von den Eltern fordern darf, die grundsätzlich bereit erscheinen, ihm alles zu geben.

Die psychotische Krise

Dann aber tritt eine Krise ein. In dieser Zeit ist das subjektive Befinden von Herrn L. deutlich schlechter. Er schildert eindrücklich den Verlust der »natürlichen Selbstverständlichkeit«, unter dem er leidet. Die Ich-Demarkation, also die Ich-Abgrenzung, gelingt schlechter als zuvor. Wenn er im Kino sitzt und sich hinter ihm eine Frau unruhig bewegt, etwa die Schuhe aus- und anzieht, fühlt er sich beeinträchtigt. Er muss Beziehungsideen, die spontan auftreten, willentlich korrigieren, was ihm auch – zur eigenen großen Erleichterung – immer gelingt. Die Bahnfahrt in die Therapie fällt ihm schwer, er hat in den Bahnabteilen psychotisch klingende Überwältigungserlebnisse, die jeweils für eine kurze Zeit auftreten. Die Lichter in der Bahn werden übermächtig, er fühlt sich geblendet und kann ihnen nicht ausweichen. Der Brummton in meinem Zimmer, der ganz leise ist und vom Computer herrührt, wird laut für ihn, wie ein Tinnitus breitet er sich in seinem Kopf aus. Affektiv ist er dann immer sehr aufgewühlt, macht sich große Sorgen um den eigenen psychischen Zustand. Seine anankastische Persönlichkeitsstruktur ist im Augenblick wenig hilfreich, weil sie dazu führt, dass er sich unentwegt selbst hinterfragt und beobachtet.

Wir klären die Belastungs- und Stressfaktoren, die zu diesen präpsychotischen Zuständen führen. Es handelt sich um physische Überforderungssituationen, beispielsweise wenn Herr L. schlecht isst und körperlich überanstrengt und zugleich ausgehungert ist. Wichtiger aber sind konkrete Übergangssituationen: Er kann sich gut konzentrieren, wenn es sich um eine klare Aufgabe handelt, zum Beispiel das Abfassen einer Arbeit oder die Vorbereitung auf eine Prüfung. Wenn er aber einige Stunden gelesen und geschrieben hat und danach nicht gleich etwas vorhat, gerät er in ein Gefühl der Einsamkeit, der Ausweglosigkeit – dann werden die Umgebungseindrücke tendenziell übermächtig. Er stabilisiert sich erst wieder, wenn er einen Plan und einen Entschluss gefasst hat, also die eigene Intentionalität einsetzen kann.

In einem größeren Zusammenhang gesehen, liegen die Belastungsmomente, die zur Verschlechterung beitragen, in den Herausforderungen, die durch weitere Verselbstständigungsschritte gegeben sind. Er beendet die erste Ausbildung und will eine neue und zweite anfügen. Dazu ist es notwendig, sich von einer vertraut gewordenen Umgebung, die er sich nur mit Mühe erobert hat, wieder zu verabschieden und neue Schritte zu wagen. Immer steht auch die Frage im Raum, wie gut er sich von den Eltern abgrenzen kann, ob er selbstständig werden kann oder nicht.

Aber es droht in gewisser Weise auch die Trennung von mir. Herr L. ist schon lange in Therapie und äußert, dass er auch einmal ohne Therapie leben möchte; er überlegt, ob eine Körpertherapie ihm nicht hilfreicher wäre oder ob eine Behandlung wieder bei einer Frau nicht doch günstiger wäre. Alle diese Trennungsfantasien machen ihm dann immer große Angst.

Wir besprechen die Einnahme eines niedrig dosierten Neuroleptikums und verhandeln darüber viele Wochen, bevor er das Medikament akzeptiert. Ich bin interessiert daran, dass Herr L. diese Medikation nicht als Entmächtigung, sondern als Wiedergewinnung einer Kompetenz ansieht.

Ich deute ihm die Ambivalenz, die ihn während der Fahrt zu mir belastet. Auf der einen Seite sind die Symptome so angelegt, dass sie ihn am Fortführen der Therapie wirksam hindern: Wenn sie schlimmer würden, könnte er nicht mehr kommen. Auf der anderen Seite ist das Leiden groß, und wenn es ihm so schlecht geht, dann muss er die Therapie nicht beenden. Die überstark werdenden Wahrnehmungen sind Projektionen von isoliert auftretenden negativen Empfindungen mir gegenüber, die dann auf ihn selbst zurückströmen.

Die Gegenübertragungsverstrickungen in der psychotischen Krise

Durch den Kampf um die eigene Autonomie, in dem überstarken Wunsch, sich nicht zu entwickeln, aber auch im Bedürfnis, eigenständig zu sein, entsteht ein Gegenübertragungsdilemma: Die quälende Ambivalenz ist für mich schwer erträglich. Wenn ich Herrn L. vorschlage, diesen oder jenen Schritt zu tun, dann fühlt er sich fremdbestimmt und weiß nicht mehr, was er selbst will. Wenn ich nichts rate, sondern ihn nur begleite, erlebt er mich wie den Vater, der ohne Konturen und bedrohlich, jedenfalls nicht authentisch ist.

Das Verstandenwerden ist sehr ambivalent besetzt. Verstehen ist Entgrenzen, Direktivsein ist Entmündigen. Kein Schritt ist in dieser Behandlung »naiv«, das heißt den realen Anforderungen entsprechend durchführbar. Wenn er mich bittet, eine Stunde zu verschieben, ist das nicht nur eine Anfrage, die den realen Anforderungen gerecht wird, sondern auch immer zugleich eine Verführung, ihm allen nur möglichen Raum zu geben, ihm keine Grenzen zuzumuten.

Nach der Krise

In vielerlei Hinsicht stabilisiert sich Herr L. in der Aufarbeitung der präpsychotischen Episoden. Er gestattet es sich, ein Medikament einzunehmen, freilich in minimalen Dosen. Wie erwartet, verträgt er das Medikament gut. Der Schritt, überhaupt ein Medikament anzunehmen, ist ihm schwergefallen. Dass er zugestimmt hat, ist auch ein Hinweis auf die verbesserte Selbstfürsorge.

Die Beziehung zur Freundin stabilisiert sich und ist schließlich so tragfähig, dass beide sich entschließen zusammenzuziehen. Herr L. kommt regelmäßig in die Therapie. Eindrucksvoll ist, dass er die Fahrt zur Stunde, während der oft psychotische Ideen aufgeblitzt waren, viel leichter übersteht, nachdem er sich zugetraut hat, direkt Kritik an mir zu äußern, und nachdem er die Frage nach dem Ende der Therapie gestellt, also auch eine Abgrenzung mir gegenüber vorgenommen hat.

In der Aufarbeitung dieser Tatsache beschäftigt sich Herr L. vertieft mit der Beziehung zum Vater, erzählt von wiederkehrenden Träumen, in denen der Vater aus einem Versteck heraus beobachte, was er tue, ob er das Richtige tue etc. Es ist ständig die übermäßige Nähe zum Vater, die er als belastend erlebt. Es ist für ihn nicht leicht, solche Dinge zu äußern, weil er Angst hat, dass alle Werte kippen könnten, dass er statt eines ganz guten in Wirklichkeit ein äußerst problematisches Elternhaus gehabt habe.

Wesentlich wird die Klärung der finanziellen Unterstützung durch die Eltern, nachdem er sich zu einer weiterführenden Ausbildung entschlossen hat. Herr L. ist in der Lage, den Eltern eine klare Regelung abzuverlangen. Gleichwohl bemüht er sich darum, das Studium zum Teil selbst zu finanzieren. Er empfindet es selbst als großen Schritt, dass er aus der Ambivalenz herausfindet und eine klare berufliche Perspektive durchhalten kann. Jetzt wird es dringend, dass Herr L. ein Verständnis für den bisherigen Lebensweg erhält. Andernfalls neigt er dazu, sich selbst vorzuwerfen, dass er nicht früher finanziell selbstständig geworden ist, dass er noch nicht in der Lage ist, eine Familie zu ernähren etc. Sehr hilfreich ist es, wenn ich mit ihm zusammen die oft anklagend vorgetragenen Einschränkungen zu Zielen umformuliere; so ist es ihm sehr klar und ohne Ambivalenz möglich, einen Wunsch nach einer Familie zu formulieren.

Eine kurze Therapiesequenz

Herr L. fühlt sich in der aktuellen Stunde von mir unverstanden und ist verbittert darüber, dass ich seine Not angeblich nicht nachvollziehen kann. Ich hatte ihm in der Stunde zuvor mit deutlichem Affekt an einer bestimmten Stelle gesagt, dass er ja nur etwas leisten muss wie alle anderen Menschen auch, nämlich den Schritt zu tun, viele abstrakte Möglichkeiten zugunsten der Verwirklichung einer dieser Möglichkeiten aufzugeben – er empfinde es als ungeheure Zumutung, was ich ihm gesagt habe. Dabei war es mir sehr schwergefallen, mit meiner Gegenübertragung umzugehen, die von großem Ärger wegen des narzisstischen Anspruchs von Herrn L. geprägt war.

In der nächsten Stunde greife ich noch einmal auf, dass wir uns nicht verstanden hätten und dass er ungehalten gewesen sei. Er sagt mir unter (Wut-)Tränen, dass es doch nicht so schwer zu verstehen sei, dass er sein Leben längst verspielt habe. Ich versuche den Punkt, an dem wir aneinander vorbeireden, zu definieren und zu deuten; er lässt mir keine Möglichkeit, er stellt sein Scheitern im Leben als eine unumstößliche Realität dar.

Ich bleibe beharrlich und sage ihm, ein Teil in ihm sträube sich dagegen, in der Therapie mitzumachen, weil er dann tatsächlich Abschied nehmen müsste von den Höhenflügen der Adoleszenz und von den Eltern. Deshalb spreche er auch nicht von der doch so wichtigen Tatsache, dass er mit der Freundin zusammengezogen sei, dass er mittlerweile doch einiges in seiner Lebensentwicklung erreicht habe. Durch diese Auseinandersetzung beruhigt er sich. Seine Antwort besteht darin, auf ganz konkrete Planungsschritte zurückzukommen und wieder zukunftsorientierte Ideen zu entwickeln.

Wie ist die Stundensequenz zu verstehen? Jede Abgrenzung, das ist die Grunddynamik von Herrn L., wird als Destruktion erlebt. Jede Separation zerstört das Objekt. Die Verselbstständigung ist immer prekär. Er ringt dann mit der psychotischen Entgleisung, wenn er sich entwickelt, und die eigene Destruktivität kommt projektiv auf ihn zurück. Er erlebt mich feindselig, er fühlt sich beobachtet, die Lichter dringen auf ihn ein. Objektfragmente verteilen sich im Realen: die Objektpartikel, die nicht loslassen, die eindringen, die das Denken beeinträchtigen und rauben.

Warum beruhigt ihn mein »Ausbruch«, meine von einer etwas unkontrollierten Gegenübertragung geprägte Konfrontation, die in einer längeren Deutung mündet? Offenbar habe ich zweierlei getan: Ich habe mich nicht überwältigt durch die Projektionen gezeigt, ich war ja heftig, aber in keiner Weise bösartig. Dann habe ich eine Grenze deutlich markiert, die Grenze meiner Geduld, verbunden mit einer Grenze, die im Appell und in der Aufforderung an Herrn L. liegt, sich nun endlich zu verändern. Ich schütze gleichzeitig – und das scheint mir wichtig – die Therapie, ich möchte nicht, dass sich die psychotische Seite von Herrn L. gegen die Therapie stellt. Damit habe ich »Pflöcke eingeschlagen« und eine Form der Benennung gewählt, die zum Teil der Repräsentantenwelt werden kann.

Interpretationen mit dem psychodynamischen Faktorenmodell

Kann man Herrn L. mithilfe des psychodynamischen Faktorenmodells besser verstehen? Es ist zunächst einmal der Hass auf die Realität, der ihn antreibt: Er will nicht wahrhaben, dass es

»facts of life« gibt – dazu gehört, dass er sich nur entwickeln kann, wenn er die Eltern allein lässt, wenn er ihnen ihre Gemeinsamkeit lässt, die ihn auch immer wieder ausschließen kann.

Er kann die eigene Entwicklung nicht besetzen, sondern muss sie immer neu zerstören, so wie er tatsächlich durch die immer wieder übergroß anwachsende Ambivalenz seine beruflichen Möglichkeiten blockiert oder gefährdet. Er kann nicht akzeptieren, dass die Zeit vergeht, dass er älter wird, entscheiden muss und dadurch auch das ganze Panorama der unbegrenzten Möglichkeiten verliert (Faktor »Anerkennung der Grundtatsachen des Lebens«).

Die enorm unabgegrenzte Beziehung zu den Eltern ist eine Verstrickung, aus der er sich nur unter größten Qualen befreien kann. Jedenfalls sind Grenzen darin nicht vorgesehen (Faktor »Differenzierung der Beziehungen zwischen Selbst und Objekt«). Sein ganzes Leben ist auf einer speziellen Ökonomie, einem speziellen Tauschverhältnis aufgebaut. Die Eltern, vor allem der Vater, haben dem Sohn alles gegeben. Er ist, wie er selbst erkennt, »verwöhnt« worden. Aber dieses Geben war immer verbunden mit der unausgesprochenen, darum umso wirksamer lastenden Anforderung, er möge den Eltern, insbesondere dem Vater, das zurückgeben, das er erhalten habe, allerdings vorrangig in einer immateriellen »Währung«, im Sinn des Lebens, in der Lebensfreude. Herr L. gibt alles her, was er zu geben hat, er lebt für die Eltern, er möchte durch seinen Erfolg den Eltern ihre – unerfüllten – Aspirationen im Leben zurückerstatten. Er bricht unter dieser Anforderung zusammen – und zugleich will er sich ja lösen, sich frei machen von diesem erdrückenden Anspruch. Dort, wo es um die Integration von Trennung geht, kann er keinen progressiven Schritt tun. Jeder Schritt in Richtung eines eigenständigen Lebens, jeder Trennungsschritt, wird zurückgenommen, erst durch die Essprobleme, später durch die lähmende Ambivalenz, die sich in den präpsychotischen Krisen zuspitzt (Faktor »Integration der Ich-Funktionen«).

Warum fällt es Herrn L. so schwer, sich zu lösen und ein eigenständiges Leben zu führen? Die Beschreibung, die ich mit Jacques Lacan gegeben haben, passt insofern, als die Separation ein Schritt ist, der verworfen wird (Faktor »Fähigkeit zur Repräsentation von Erfahrungen«) – die Familiendynamik weist uns den Weg. In keiner Weise ist in der Familie Abgrenzung gefördert worden. Nicht nur die Selbst-Objekt-Grenzen sind unscharf, sondern auch die Grenzen zwischen den Geschlechtern; der geliebte Vater ist zugleich die frühe Mutter. Dann gilt die innere Gleichung: Wer geht, wer sich separiert, ist destruktiv. Natürlich ist es nicht die reale Abhängigkeit des Vaters von dem Sohn, des Vaters, der nicht ertragen kann, dass er geht – sondern die Imago, die sich der Sohn aus den klammernden Verhaltensweisen und der sehr indirekten, anspielungsreichen, unabgegrenzten Kommunikationsform des Vaters zimmert (Faktor »Qualität der Beziehungsangebote«, insbesondere »Respekt vor den Grenzen des anderen«).

Die Essstörung in der Pubertät ist in ihrer Doppelbödigkeit der doch auch scheiternde Versuch, Distanz und Annäherung zu vereinen: Autonomie liegt in dem verrückten Verhalten, aber eine Form der Provokation, die zuletzt nicht nur gegen ihn selbst körperlich ausschlägt, sondern auch im eigenen Erleben. Er verurteilt sich massiv, wertet sich ab in seiner (ihm feminin erscheinenden) Schwäche. Das besonders Schwierige dabei ist, dass er im Über-Ich mit dem Vater identifiziert ist; er löst sich gerade dann nicht von ihm, wenn er möglichst streng zu sich selbst ist, genau wie der Vater zu ihm immer »lautlos« fordernd war.

Es ist die psychotische Seite der Persönlichkeit von Herrn L., die sich gegen jeden Fortschritt so energisch schützen muss. Ich verbünde mich immer mit der nichtpsychotischen Seite. Es gibt eine gesunde Seite und es gibt eine völlig verworrene, unabgegrenzte. Zwischen den beiden Anteilen wird ein Wall aus Zwang und magischem Denken errichtet. Statt Integration also Abgrenzung. Sie ist schwer einzuhalten – daher muss der Wall stetig höher werden.

Vor dem Hintergrund der Biografie wird verständlich, dass Herr L. immer, wenn er sich mit mir in der analytischen Therapie gut versteht, von dem Zwang, grenzenlos für mich da zu sein, erdrückt wird: Es fällt ihm schwer, sich als eigenständige Person zu erleben, und er hat psychosenahe Erlebnisse, dass sich die Ich-Grenzen und die Wahrnehmungsgrenzen auflösen. Nähe bedeutet, sich herzuschenken, in den schuldhaft verstrickten Kampf um Rückerstattung einzutreten. Es ist für ihn schwer zu akzeptieren, dass dieser Kampf eben auch ein Kampf ist, nicht nur eine bis zur

Spitze getriebene Hingabe an andere, sondern ein mit den Mitteln der Selbstaufgabe durch das Geben geführter Kampf.

Irgendwann kommt er zu einem Gespräch und berichtet wie nebenher, er habe keine Lust gehabt, in die Stunde zu kommen. Ich frage nach, und er führt aus, er komme schon zu lange, er finde nicht richtig aus seinen Krisen heraus. Vielleicht sei es besser, bei einer Frau eine Verhaltenstherapie zu machen; es fehle ihm die konkrete Hilfe. Ich erlebe, anders als die quälende Anpassung, diese wenigen Sätze als befreiend, als einen Schritt, den Herr L. wagt, um aus einem Zwang zur Ökonomie des Gebens herauszukommen, als einen Versuch, einmal einen eigenständigen Gedanken zu denken, der die Reziprozität durchbricht.

Psychotische Residualzustände als Beziehungsabwehr

Was kann die Psychoanalyse beitragen, um klinisch in der Negationsarbeit, in der scheinbar negativen Symptomatik, im »Nein« eine lebensbezogene Botschaft zu erkennen? Fangen wir erneut bei Sigmund Freud und seiner Arbeit über die Verneinung aus dem Jahr 1925 (Freud 1925) an. In ihr hat Freud zwei positive Aspekte der Verneinung herausgestellt: Der erste ist, dass die Verneinung es dem Bewusstsein erlaubt, eine Vorstellung zur Kenntnis zu nehmen, auch wenn ihre emotionale Bedeutung abgewehrt bleibt (»Ich habe dich nicht verletzen wollen« gerade dann, wenn ich es unbewusst gewünscht habe). Der zweite ist, dass die Verneinung mit der Differenzierung von Innen und Außen verbunden wird. Was verneint wird, wird ursprünglich der Außenwelt zugeschrieben. Verneinung ist daher an der Differenzierung von Innen und Außen beteiligt. Das, was nicht gut ist, wird als von außen kommend angesehen. »Du bist böse, ich bin ganz lieb.«

Die Objektbeziehungstheorie nach Freud hat den Schritt der Grenzziehung zwischen Innen und Außen als Grenzziehung zwischen Selbst und Anderem verstanden. Was bleibt übrig, wenn eine entwicklungsadäquate Abgrenzung von dem, der durch diese Abgrenzung zum Objekt wird, nicht möglich ist, zum Beispiel weil es von Anfang an keine affektive Resonanz gegeben hat, weil die primäre Bezugsperson das entstehende

Kindselbst so einspinnt in die eigenen Bedürfnisse, dass eine Distanzierung nicht möglich ist, das Kind immer »Korken-Kind« (McDougall 1988, S. 107) und Teil des Selbst der Mutter bleibt? Eine verzweifelte Form der Abgrenzung, der Negationsarbeit (»travail du négatif«), wie André Green (1993) sie nennt, ist es, durch die Vernichtung der Wahrnehmung, sei es der Realität, sei es der eigenen Gefühle, eine Leere zu erzeugen, die Ersatz für einen Abstand, eine Distanz ist. Prototyp der Negationsarbeit ist die negative Halluzination, die Halluzination einer Leere, einer Nichtigkeit, die von der Vernichtung einer Wahrnehmung (wie in den Träumen des »Wolfsmanns«) über die Auslöschung der Affekte bei psychosomatischen Leiden bis zum nihilistischen Wahn (»délir de négation«) reicht, in dem gleichsam gar nichts mehr existiert.

Dieses Verständnis von Leere als einer erzeugten Leere, als einem Versuch der Abstandnahme, wo Intrusionen oder Separationen so vollständig werden, dass Repräsentanzenbildungen in einem »belüfteten Raum« zwischen Selbst und Objekt nicht möglich sind, dieses Verständnis der Negativität als eines Versuchs, potenzielle Räume, Möglichkeitsräume im Sinne Winnicotts zu schaffen, ist klinisch außerordentlich folgenreich. Die Defizienz kann nun nicht einfach als Versagen einer Ich-Leistung, als Defekt beschrieben werden, sondern als – wie immer auch ungünstiger und nachteiliger – Versuch, sich durch die Negation (des Gefühls, der Wahrnehmung, des Denkens) zu schützen.

Das ist eine für die klinische Praxis ungemein wichtige Position. Sie lässt sich auch in den folgenden Fragekomplexen ausdrücken:

- Ist die Selbstverletzung, die uns klinisch heute sehr beschäftigt, ein Defizit an Kontrolle? Ist sie stumme Reaktion auf oft traumatisierende Ereignisse? Oder ist sie Wiederkehr, selbst inszenierte Wiederauflage des unerträglich Zugemuteten, also ein Versuch der Subjektwerdung? Die selbst induzierte Wiederholung des Traumas ist dann der Versuch, sich selbst zu erleben: Wenn der eigene Horizont vom Schmerz ausgefüllt ist, ist es leichter, sich den Schmerz zuzufügen und damit eine minimale Selbstwirksamkeit zu erleben, statt sich vom Schmerz passiv niederbeugen zu lassen.

- Ist die Vernichtung der Kommunikation im psychotischen Residualzustand, ist die Zerstörung der Beziehung durch völligen Rückzug ein Versuch, dort, wo kein Innenraum war, einen zu schaffen, sich also durch das Erzeugen einer Leere gegen ständig wiederholte intrusive Erfahrungen zu wehren?
- Ist die anorektische Selbstaushungerung einer adoleszenten Jugendlichen, die an dieser Selbstzerstörung sterben kann, auch ein Versuch, die Eltern zu retten, die ohne die Fürsorge für ein krankes Kind und überhaupt ohne ein Kind gezwungen wären, sich der eigenen Unausgefülltheit zu stellen, sodass das Kind sich opfert, um die Eltern zu schonen, um sowohl krank als auch Kind zu bleiben?
- Ist die suizidale Handlung, selbst der vollendete Suizid, auch eine – wenn auch verzweifelte – Aussage, wenn etwa plötzlich jemand, scheinbar unmotiviert, aus dem Leben scheidet in einer Art, die ihm gänzlich fremd zu sein scheint, oder wenn der immer psychisch gesund erschienene Suizidant post mortem zum Kranken gemacht werden muss, anstatt dass die Aussage gehört wird, die in der Suizidhandlung selbst liegt? Das Ausgesparte, das niemals in einer Beziehung Platz hatte, verschafft sich erst im Suizid einen Ort der Repräsentation.

Im scheinbar Negativen ist immer auch ein Positives zu entdecken, in der Zerstörung auch die Selbstbewahrung. Dies ist kein Plädoyer für »positives Denken« im Sinne eines naiven »Schönredens«, sondern für die Positivierung im Sinne Gaetano Benedettis.

Umgang mit inneren und äußeren Mauern – literarisches Fallbeispiel

Herman Melville hat im Jahre 1853 eine bemerkenswerte Erzählung geschrieben, die bis heute psychologisch unausgeschöpft geblieben ist. Sie ist für die »Arbeit des Negativen« sehr wichtig. Die Erzählung *Bartleby* liest sich wie der Bericht über einen Menschen, der sich permanent um eine Grenzziehung, um eine Abgrenzung bemüht.

Die Geschichte

Die Geschichte ist rasch erzählt: Bartleby wird als Schreiber in einer Anwaltskanzlei eingestellt. Er ist der vierte Schreiber in dem Büro, wie der Ich-Erzähler, der Anwalt, berichtet. Der Arbeitsplatz ist beengt, Bartleby wird ein Büroteil zugewiesen, der keinen Ausblick nach draußen gestattet, da überall Mauern die Sicht hemmen. Dazu passt gut, dass der Ort der Handlung New York ist, und zwar eine illustre Adresse: Wall Street – dem Leser wird in der Tat eine Wandstraße vorgestellt, überall sind Wände, innen wie außen, denn auch im Büro selbst ist der Blick von Wandschirmen verstellt.

Am dritten Tag äußert Bartleby das erste Mal seine zur Formel werdende Ablehnung: »Ich möchte lieber nicht …« Er zieht es vor, einer Aufforderung zu Handlangerdiensten vonseiten des Chefs nicht Folge zu leisten und seine Nische nicht zu verlassen. Sodann will er sich auch nicht mehr an der Kontrolle der Kopien beteiligen, und tatsächlich wird er von dieser Verpflichtung ausgenommen. Bald wird er auch das Kopieren aufgeben. Aber er möchte gleichzeitig auch nicht entlassen werden, denn er verlässt, selbst nach Aufforderung, die Kanzlei nicht. Er verlässt sie gar nicht mehr, steht bald nur noch starr im Zimmer und lehnt alle Aufforderungen ab. Der Anwalt sieht sich schließlich gezwungen, aus der eigenen Kanzlei auszuziehen; wenn nicht Bartleby geht, muss er gehen, um ihn loszuwerden. Aber auch dieser Schritt bewirkt nichts: Der Hauswirt in der Wall Street meldet sich und berichtet, dass Bartleby einfach weiterhin in der Wohnung bleibe und weggeschafft werden müsse. Der Anwalt versucht ihn zu überreden, versucht ihn zu entfernen – alles vergebens. Schließlich wird Bartleby mit Polizeigewalt ins Gefängnis gebracht. Von dort wird der Anwalt wieder gerufen, weil niemand aus Bartleby schlau wird und dieser nun nicht einmal mehr etwas isst. Schließlich bewegt er sich nicht mehr, wie der Anwalt bei seinem letzten Besuch erlebt – und dass er bald darauf stirbt, wird nicht mehr erzählt, sondern nur wie eine Selbstverständlichkeit angefügt.

Bartleby spricht immer wieder ein »Nein« aus, aber er handelt nicht konsistent. Er lehnt mit seiner berühmt gewordenen Formel »Ich möchte lieber nicht …« alles ab, was er positiv tun soll. Aber er verlässt zugleich den Ort nicht, an dem er sich entzieht. Bartleby lebt in der Kanzlei, er lässt sich aus ihr nicht entfernen, nur gewaltsam, er handelt nicht mehr gemäß seinen Aufgaben, weil er nicht die gesellschaftlich kodierten Beziehungsdefinitionen toleriert, er ernährt sich immer weniger, weil er nicht von außen ernährt werden will. Die Abgrenzungsprobleme werden ganz konkret und bildkräftig vorgestellt. Bartleby hat Licht durch ein Fenster, aber er hat keine Sicht nach draußen, weil das Fenster durch die angebauten Häuser verstellt ist. Nach innen hat er ebenfalls keine Sicht, weil der Anwalt einen grünen Faltschirm aufstellt, der den Blickkontakt verstellt, wenn auch nicht akustisch abschirmt. Es ist ein Kokon, wie ein Mutterleib, in dem Bartleby eingeschlossen ist. Kein Wunder, dass der Anwalt ihn im Gefängnis (»Gräber« genannt) in einer embryonalen Stellung vorfindet: »Am Fuße der Mauer erblickte ich den abgezehrten Bartleby, merkwürdig zusammengekauert, die Knie angezogen, wobei er auf der Seite lag und sein Kopf die kalten Steine berührte.«

Bartleby ist einfach da, und der Anwalt vermag es nicht, sich von ihm zu differenzieren. Er idealisiert Bartleby, er will ihn dulden, er will ihn hinauswerfen, er will ihn töten – in keiner Weise gelingt die Loslösung. Und Bartleby duldet keine Veränderung. »Nein, im Augenblick möchte ich lieber gar keine Veränderung vornehmen.« Bartleby bindet sich an den Anwalt, indem er sich von ihm durch seine Formel distanziert – eine Paradoxie. Der Anwalt kommt von Bartleby nicht los, aber er kann auch nicht mit ihm zusammen sein.

Das Erkennen massiver Projektionen und projektiver Identifizierungen

Wir kommen vielleicht mit den Bartlebys, die wir in Psychotherapien behandeln, weiter, wenn wir unsere eigenen Einstellungen daraufhin untersuchen, ob sie projizierten Erfahrungen entsprechen, ob unsere unterschiedlichen Reaktionen auf die Patientinnen und Patienten also auch ihren Versuchen geschuldet sind, die unerträglichen Empfindungen projektiv loszuwerden. Dann aber enthalten die Gegenübertragungen die wesentlichen Botschaften. Meisterhaft wird dieser Aspekt in der Erzählung dargestellt; es lohnt, im Detail darauf einzugehen.

Zunächst findet sich ein Moment der Idealisierung. Der Anwalt idealisiert Bartleby, er genießt seine dauernde Anwesenheit. Es ist ein idealisiertes Objekt, das immer da ist, sich nicht trennt, das projiziert wird.

> Mit den dahingehenden Tagen söhnte ich mich beträchtlich mit Bartleby aus. Seine Stetigkeit, seine Freiheit von allem Müßiggang, sein unablässiger Fleiß (außer wenn es ihm beliebte, sich hinter seinem Wandschirm im Stehen einer Träumerei hinzugeben), seine überaus stille Art, sein unter allen Umständen gleichbleibendes Benehmen machten ihn zu einer wertvollen Erwerbung. Ein Hauptvorzug bestand darin: *Er war immer da* – der erste am Morgen, ununterbrochen den ganzen Tag, und der letzte am Abend. Ich setzte ein merkwürdiges Vertrauen in seine Ehrlichkeit.

Nun aber kommt ein anderes, schwierigeres Element in die Beziehung, das mit der Projektion von passiven Wünschen zu tun hat, die als Kastrationswünsche explizit erlebt werden.

> Tatsächlich war es vor allem seine merkwürdige Sanftmut, die mich nicht nur entwaffnete, sondern mich auch gewissermaßen meiner Männlichkeit beraubte. Denn ich finde, daß jemand vorübergehend sozusagen seiner Männlichkeit beraubt ist, wenn er es sich ruhig gefallen läßt, daß sein bezahlter Angestellter ihm Vorschriften macht und ihn von seiner eigenen Türe wegschickt.

Nachher folgt eine schwere depressive Stimmung, die der Anwalt als durchaus fremd in sich empfindet.

> Zum ersten Mal in meinem Leben packte mich ein Gefühl überwältigender, quälender Schwermut. Bisher hatte ich nie etwas anderes als eine nicht einmal unangenehme Traurigkeit erfahren. Jetzt zogen mich die Bande gemeinsamen Menschentums unwiderstehlich ins Düster. Eine brüderliche Schwermut! Denn ich und Bartleby, beide waren wir Söhne Adams.

Die Melancholie schlägt aber um: in die distanzierte Wahrnehmung von Krankheit, also die Auflösung der Empathie.

> Zuerst hatte ich reine Schwermut und aufrichtiges Mitleid empfunden; doch im selben Maße, wie Bartlebys Verlassenheit in meiner

> Phantasie immer größer wurde, ging diese Schwermut in Furcht, das Mitleid in Widerwillen über. […] Ein empfindsames Wesen erlebt Mitleid nicht selten als Schmerz. Und wenn man schließlich erkennt, daß solches Mitleid keine wirksame Hilfe bringen kann, befiehlt der gesunde Menschenverstand der Seele, sich davon zu befreien. Was ich an diesem Morgen sah, überzeugte mich, daß der Schreiber das Opfer einer angeborenen und unheilbaren Krankheit war. Seinem Körper hätte ich Almosen geben können, aber sein Körper schmerzte ihn ja nicht; seine Seele war es, die litt, und seine Seele konnte ich nicht erreichen.

Nun geht es darum, Bartleby loszuwerden; diese aggressive Strebung wird gefeiert und idealisiert.

> Als ich in nachdenklicher Stimmung nach Hause ging, gewann meine Eitelkeit die Oberhand über mein Mitleid. Ich konnte nicht umhin, mich groß zu brüsten mit dem meisterhaften Kunstgriff, den ich angewandt hatte, um mich Bartlebys zu entledigen. Meisterhaft nenne ich ihn, und so muß er auch jedem unparteiischen Betrachter erscheinen. Die Eleganz meines Vorgehens schien mir darin zu bestehen, daß es sich in vollkommener Ruhe abgespielt hatte.

Schließlich nehmen destruktive Fantasien überhand: »Eher würde ich ihn hier leben und sterben lassen und dann seine sterblichen Überreste in die Wand einmauern.«

Rekonstruktion lebensgeschichtlicher Hintergründe

Nur ganz am Ende der Geschichte erfahren wir etwas über Bartlebys Geschichte. Dann erwähnt der Ich-Erzähler wenn auch nicht eine biografische Tatsache, so doch ein Gerücht: Bartleby habe früher auf einem Amt, gewissermaßen auf einer Zweigstelle der Post, gearbeitet, die die Aufgabe hatte, nicht an ihrem Bestimmungsort angekommene Briefe zu bearbeiten. Diese unzustellbaren Briefe heißen im Text »tote Briefe«. Die Erzählung endet in einer merkwürdigen Wendung: »Auf Botengängen des Lebens eilen diese Briefe zum Tod. O Bartleby! O Menschheit!« Die Briefe sind Botschaften des Lebens, und genau auf diesem ihrem Weg eilen sie dem Tod entgegen.

Entnehmen wir daraus die entscheidende lebensgeschichtliche Erfahrung Bartlebys, die in der Erzählung freilich existenzialistisch gewendet wird: Bartleby kommt mit seinen Botschaften nicht an, das, was er aussendet, wird nicht aufgefangen. Ein Containing findet in dieser Poststelle, die die unzustellbaren Briefe nur verwaltet, nicht statt. Bartleby erzählt seinem Anwalt davon eine ganze Menge auf stumme Weise:

- Er erzählt ihm von seiner Selbstidealisierung, seiner omnipotenten Fantasie, die er sich selbst gebildet hat in seinem narzisstischen Kokon.
- Er berichtet von seiner unerträglichen Einsamkeit.
- Er macht seine destruktiven und unerträglich heftigen aggressiven Regungen deutlich.
- Er zeigt, dass er selbst die Erfahrungen völliger Resonanzlosigkeit nicht verarbeiten und aussprechen, sondern nur projizieren kann. Seine Sprachlosigkeit wird in der Formel »Ich möchte lieber nicht« dargestellt.

Es ist möglich, diese Botschaften zu hören – und es ist nötig in jeder Therapie. Davon handelt der folgende Abschnitt.

Therapeutische Selbstreflexion

Was wäre aus Bartleby geworden, wenn sein Gegenüber kein Anwalt, sondern ein Psychoanalytiker gewesen wäre? Der Analytiker könnte nicht mehr wahrnehmen von Bartleby, als es der Anwalt tut. Dieser registriert in sich die vielen Gefühlsschattierungen, die Bartleby in ihm auslöst. Er realisiert, wie er sich empört und sich gegen Bartleby auf die Seite der Ordnung stellen will, er macht sich aber auch die gegenläufigen Fantasien bewusst, wenn er sich mit Bartleby einig, ihm ganz vertraut und verwandt fühlt. Er wechselt zwischen Überhöhung und Entwertung des Gegenübers, zwischen eigener Nachsichtigkeit und schonungsloser Härte hin und her. In diesem Sinn lässt er sich auf Bartleby emotional ein, wie es ein Analytiker nicht besser tun könnte, der mit Menschen zu tun hat, die sich zu entziehen oder zu verweigern scheinen. Der Anwalt bemüht sich zu verstehen, er möchte gern mehr von den lebensgeschichtlichen Erfahrungen wissen, die Bartleby durchgemacht hat, er zieht aus dem einzigen Gerücht, der früheren Tätigkeit Bartlebys, weit reichende Schlüsse. Der Wunsch zu verstehen also leitet ihn, auch diese Haltung ist der des Analytikers vergleichbar.

Damit aber enden die Gemeinsamkeiten. Die Unterschiede überwiegen; einige seien benannt:

Triangulierung: Der Analytiker hätte die Interaktion reflektiert, er hätte seine Empfindungen als Gegenübertragungen verstanden und sie genutzt, um sich in Bartleby einzufühlen. Er hätte die Beziehung dadurch trianguliert, dass er eine Ebene der Beobachtung, der Selbstreflexion eingeführt hätte. Dadurch hätte er die dyadischen Ausweglosigkeiten zu vermeiden versucht, in die sich der Anwalt verstrickt, wenn er einerseits mit Bartleby zu paktieren, andererseits die Ordnung und das Gesetz gegen ihn durchzusetzen versucht.

Räumliche Klärung: Der Analytiker hätte den Rahmen untersucht, der die Begegnung umschließt. Er hätte versucht zu ergründen, wie seine eigenen Vorgaben die Beziehung formieren und als Kristallisationspunkte wirken, an dem sich Erwartungen oder Ängste von Bartleby festmachen. Er hätte die Auswirkungen des räumlichen Arrangements kritisch untersucht, das Bartleby in eine merkwürdige Nähe und gleichwohl doch Distanz von ihm selbst situiert.

Wertschätzung: Der Analytiker hätte versucht, in den Begegnungen mit Bartleby ohne Wunsch und Anliegen zu bleiben. Er wäre also nicht oder nicht primär als Ordnungsmacht aufgetreten, sondern hätte die Angriffe Bartlebys registriert, ohne sie zu ver-, ja zu beurteilen. Er hätte bei allen Ablehnungen versucht, eine positive Wertschätzung von Bartleby konstant aufrechtzuerhalten.

Dauer als Widerstand oder Die therapeutische Vermeidung der Arbeit mit dem Nein

Wozu dient das literarische Beispiel? Es soll mit großem Nachdruck darauf hinweisen, dass Residualverfassungen, dass Negativsymptome, wie sie in postakuten Stadien einer schizophrenen Psychose auftreten können, aber auch in der sogenannten Schizophrenia simplex oder der Hebephrenie, nicht als Ausdruck des biologischen Grundes der Psychose aufzufassen sind, sondern dass sie auch als ein »Nein« zu hören sind, als verzweifelte Beziehungsantworten. Damit ist ein großer Schritt in dem Versuch getan, psychotische Leiden zu verstehen. Auch die Zerstörung von Sinn, auch der Entzug der Sprache selbst, der Verlust von Bedeutung und bedeutungsvoller Artikulation, wird sinnvoll, und zwar in und nur in der Beziehung, innerhalb derer ein »Nein« ausgedrückt, wenn schon nicht ausgesprochen wird.

Warum ist es so schwer, psychotherapeutische Behandlungen mit psychotisch Kranken zu beenden? Liegt es daran, dass der Therapeut oder die Therapeutin die Struktur nicht verändern kann, also als lebendige Stütze der Struktur präsent bleiben muss, als Projektionsfläche, die einem Containing der unerträglichen Ängste und Vorstellungen dient? Liegt es daran, dass die Therapie selbst Aspekte des psychotischen Erlebens, das sich gegen die Grundtatsache auch des Flusses der Zeit richtet, übernimmt und zeitlos wird? Wahrscheinlich treffen beide Aspekte immer wieder gleichzeitig zu, aber ein dritter soll doch erwähnt werden, der in den Kontext einer Arbeit am »Nein« gehört.

Raymond Borens (1993) überlegt in seinem Beitrag, warum sich wohl jeder Psychotherapeut von »seinem« Psychotiker nicht lösen könne, und er vermutet, dass die Übertragung auf den Patienten, die Idealisierung des Patienten durch den Therapeuten, eine große Rolle spielt. Der Analytiker baut also durch seine Besetzung des Patienten einen imaginären Raum auf, den der Patient nicht selbst entstehen lassen kann, da ihm ein Fantasieraum als ein innerer Erlebensraum fehlt. Diese Idealisierung aber bleibt ein Problem, wenn sie nicht aufgelöst wird. Auf diese Weise entsteht womöglich eine lebenslange Abhängigkeit des Patienten von seinem Therapeuten – und in gewisser Weise auch umgekehrt.

Nur dann nämlich, wenn an jenem »Nein« gearbeitet wird, das es dem Patienten ermöglicht, die Idealisierung zu durchschauen und auf die Suche nach weiteren idealen Objekten zu gehen und schließlich die Idealisierung selbst ablegen zu können, wäre es möglich, die psychotische Struktur zu verändern (Borens 1995). Das bedeutet ganz konkret, dass Vorsicht und Skepsis geboten ist, wenn Therapien allzu lange dauern. Denn dann wird innerhalb der Therapie die Illusion von Zeitlosigkeit, die Illusion, sich nie trennen zu müssen, wiederbelebt. Noch einmal anders gesagt: Wenn die psychotische Dekompensation das Mittel ist, um die Trennung vom Analytiker zu vermeiden, dann wird sie auch dazu genutzt werden. Dann aber ist die psychotische Regression auch innerhalb einer Psychotherapie die Möglichkeit, die Entwicklung stillzustellen.

Psychotische und nichtpsychotische Anteile der Persönlichkeit

Niemand *ist* psychotisch. Das Psychotische ist kein Seinszustand, dem die Persönlichkeit und das eigene Erleben ganz unterworfen sind. Ein Mensch kann eine psychotische Störung *haben*, aber das ist etwas anderes. Durch die sprachliche Differenzierung weisen wir darauf hin, dass wir die Frage nach dem Verhältnis von psychotischen und nichtpsychotischen Anteilen der Persönlichkeit genau betrachten müssen.

Winfred R. Bion ist auch in dieser Hinsicht ein klinischer Pionier gewesen (Bion 1957). Er hat in einer bemerkenswerten Arbeit beschrieben, dass das Ich niemals vollständig von der Realität abgezogen wird; der psychotische Anteil der Persönlichkeit verschleiert aber die neurotischen Anteile und deren Schicksal. Richard Lucas hat diese Unterscheidung in den letzten Jahren zum Ausgangspunkt eines eigenen psychoanalytischen Ansatzes in der Psychiatrie gemacht (Lucas 2009). Er betont, dass die häufigsten Abwehrmechanismen, die psychotisch gestörte Menschen anwenden, nicht Projektion oder projektive Identifizierungen sind, sondern Rationalisierung und Verleugnung: Der nichtpsychotische Teil der Persönlichkeit wehrt mithilfe neurotischer Abwehrformen die auf diese Weise nur schlecht wahrnehmbaren psychotischen Erlebnisformen ab.

Mir scheint die Differenzierung zwischen den psychotischen und den nichtpsychotischen Anteilen der Persönlichkeit in einer bestimmten klinischen Hinsicht wichtig zu sein: Beide Anteile können einander verdecken – mit der klinisch gravierenden Folge, dass der Patient sich in irgendeiner Weise unverstanden und nicht ganzheitlich wahrgenommen fühlen kann. Zu betonen ist also im Folgenden, dass die Anteile einander wechselseitig überblenden können – darauf ist psychotherapeutisch zu reagieren.

Das Verdecken des psychotischen Anteils der Persönlichkeit durch den nichtpsychotischen

Beginnen wir mit dem klinisch viel näherliegenden Fall des Patienten, der sich bemüht, seine psychotischen Erfahrungen zu verschleiern, weil sie zu bedrohlich sind, weil er sich ihrer schämt oder weil sie eine Intimität berühren, die er nicht mit dem Therapeuten oder den Angehörigen teilen will. Ein klinisches Beispiel soll erläutern, worum es geht.

> Herr G. lebt in einer eigenen Wohnung; in ihr fühlt er sich zunehmend verfolgt, beobachtet, gestört, die Verfolgungsgefühle verdichten sich, er traut sich nicht durch den Flur des Hauses. Er entwickelt massive Schlafstörungen und will wach bleiben, denn er hat Angst, dass ansonsten im Schlaf in die Wohnung eingedrungen wird.
>
> Er ist schon sehr lange krank. Deshalb sei er, so meint er, eine Enttäuschung für seine Eltern. Der alte Vater habe das Geschäft nicht ihm übergeben können, habe es lange selbst führen müssen. Er bedauert die Eltern und fühlt sich in sie ein, sie sollten doch nicht mehr arbeiten müssen.
>
> Herr G. traut sich kaum noch irgendwelche Aktivitäten zu – er nähert sich allem, insbesondere der Arbeit, nur sehr vorsichtig und langsam. Er verharrt daher oft stundenlang in völliger Untätigkeit. Er berichtet, wie ihm die Einsamkeit zusetze, dass er allein und ohne Partnerin sei.
>
> Der gesunde Teil hingegen kann sich bestens einstellen auf die Therapie; Herr G. lernt, seine Unterwürfigkeit ein wenig abzubauen, auf die in den gruppenorientierten Behandlungen in der Klinik abgehoben wird. Er bemüht sich, mehr für seine eigenen Interessen einzustehen. Er wird schließlich als bestimmter und ein wenig durchsetzungsfähiger erlebt und für diesen Zugewinn an Selbstsicherheit belohnt.

Der psychotische Teil bleibt verborgen hinter der Maske einer »asthenischen Schwäche«. Aus diesem Mangel an Vitalität verhält sich Herr G. übervorsichtig und lässt kaum einen Affekt zu, der auf den psychotischen Anteil verweist. Die Therapie arbeitet an dem gesunden Teil, sie unterstützt auch die Trennung der psychotischen und der nichtpsychotischen Anteile. Immer dann aber, wenn der nichtpsychotische Teil nicht für die Arbeit am psychotischen genutzt wird, ist die Gefahr groß, dass sich – im Erleben des Patienten – die »doppelte Buchführung« verstärkt. Damit sind wiederum zwei Risiken verbunden:

- Die psychotischen Erlebensweisen werden immer unerreichbarer.
- Die psychotische Dekompensation wird rasch kommen, wenn die auslösenden Belastungsfaktoren wieder zusammenkommen, sich wieder konstellieren, weil ja an der verstehenden Auflösung dieser Faktoren gar nicht gearbeitet worden ist.

Es lohnt also – und zwar gerade in stationären psychiatrischen Behandlungen –, sich nicht zu schnell gemeinsam mit dem Patienten auf eine Besserung »zu einigen«, wenn doch deutlich spürbar ist, dass psychotische Ängste im Hintergrund präsent bleiben. Stellen wir uns diesen Ängsten, dann lassen sich die therapeutischen Möglichkeiten besser nutzen, und der Patient ist mit seiner psychotischen Erlebnisweise nicht allein. Dafür aufmerksam zu bleiben, kann die rasche erneute Dekompensation der Patientinnen und Patienten vermeiden helfen, weil die therapeutische Arbeit zwar schwerer und belastender für alle Seiten wird, wenn dem psychotischen Erleben nicht ausgewichen wird, sie allerdings auch effektiver und nachhaltiger sein wird.

Das Verdecken des nichtpsychotischen Anteils der Persönlichkeit durch den psychotischen

Die andere Verdeckung, nämlich die des nichtpsychotischen durch den psychotischen Teil, wird sehr viel seltener beachtet, obgleich sie wohl nicht seltener ist; sie ist aber schwerer zu erkennen. Klinisch macht sie sich bemerkbar, wenn der »verrückte« Anteil der Persönlichkeit dazu verwendet wird, die schwierige Arbeit am Realitätsbezug zu vermeiden. Diese Verdeckung gleicht einer Flucht in die Psychose. Wieder soll ein klinisches Beispiel darstellen, worum es geht.

> Herr X. leidet seit über dreißig Jahren an einer chronischen Schizophrenie. Er kommt – mehr oder weniger freiwillig – in die Klinik,

weil er als gefährdet eingeschätzt wird. Bei ihm ist schon vor einigen Jahren ein schweres Herzleiden, eine fortschreitende Herzinsuffizienz, festgestellt worden, die Herr X. aber ignoriert. Er betont, dass er völlig herzgesund sei.

Herr X. lebt zurückgezogen und kann seit fast drei Jahrzehnten seinem Beruf, dem eines Chemikers, nicht mehr nachgehen. Der Kontakt mit ihm ist insofern anstrengend und erfordert auf therapeutischer Seite eine besondere Sorgfalt, als Herr X. erkennbar gar nicht kommunizieren will. Wenn er mit mir spricht, passen seine Worte haargenau in das – schlechte – Schema eines Dialogs zwischen einem Anstaltspsychiater und einem chronischen Patienten. Als ich ihm das sage, schaut er mich an – er schaut immer nur dann auf, wenn er überhaupt in Kommunikation treten mag. Das macht es auch wieder leicht, weil immer feststeht, wann er sich denn überhaupt auf ein Gegenüber einlassen kann oder will. Er bestätigt meine Aussage insofern, als er mir entgegenschleudert, dass sich in dem Gespräch seit 25 Jahren nichts verändert habe (ich kenne ihn seit ein paar Tagen), alles sei immer das Gleiche und daher überflüssig, angesichts der wirklich wichtigen und entscheidenden Dramen in der Welt. Er deutet daraufhin seinen Wahn an, die Weltuntergangsfantasien, die auch schon ausführlich in der Krankenakte verzeichnet sind und mir nichts Neues bringen. Ich antworte ihm darauf, dass er mir auch da nichts Neues berichte.

Daraufhin schaut er mich wieder kurz an und erzählt akribisch, dass er sich schon längst im Zustand der Auflösung befinde; weil die Augenlinsen sich auflösten, sehe er nicht mehr richtig, nur Bläschen. Da der ganze Körper von diesen Bläschen durchwirkt sei, weil er gar kein Fleisch mehr habe, sei er ohnehin schon nicht mehr am Leben, ich solle ihn daher in Ruhe lassen. Ich frage nach den Bläschen, die er als CO_2-Bläschen beschreibt.

Da Herr X. Chemiker ist, teilt er mir im Gewand seines Wahns also mit, dass er sehr wohl realisiert, dass sich in seinem Körper aufgrund der Herzinsuffizienz mehr CO_2 ansammelt und dass die Herzerkrankung lebensbedrohlich ist; er teilt mir auf diesem Wege – so verstehe ich ihn – aber auch mit, dass er nicht am Leben sein möchte, dass sich das Leben, das er seit vielen Jahren führt, kaum noch zu lohnen scheint. Jedenfalls höre ich das aus den Schilderungen der bläschenhaften Auflösung des Körpers heraus. Ich teile ihm mit, was ich höre – und wieder schaut er mich an, sagt dazu aber nur, dass es wichtig sei, die Gedanken zusammenzuhalten und wichtige Gedanken zu denken, nicht die täglichen Nichtigkeiten, und dass er deshalb das Gespräch abzuschließen gedenke. Zum ersten Mal reicht er mir die Hand.

Es ist die Gabe seiner Worte, die es mir ermöglicht, irgendein Verständnis von Herrn X. zu gewinnen. Ich bin bereit, auf ihn oder auf seine Worte zu hören; es lag sicher nicht in seiner Intention, mir mitzuteilen, dass er seine körperliche Erkrankung realisiert, dass er keine Lust mehr auf ein dermaßen einförmiges Leben hat, vielleicht auch dass er sich doch einsam fühlt in seinem autistischen Panzer. Erst im Nachhinein, durch diese Aussage, konstituiert sich in den oder vermittels der wahnhaften Beschreibungen eine Subjektivität, die am Anfang dieses Gesprächs nicht verfügbar gewesen war.

Anhand des Beispiels lässt sich zeigen, wie neben der oder zugleich mit der psychotischen Seite der Persönlichkeit das (depressive) Ringen um die Frage nach dem Wert des eigenen Lebens deutlich wird. Was habe ich als Therapeut dazu beigetragen, dass diese Frage zum Thema werden darf?

1. Zunächst habe ich mich auf Herrn X. eingelassen, und das heißt auch, dass ich seine abweisende Haltung nicht als Symptom, sondern als Beziehungsform ernst genommen habe.
2. Dann bin ich meinen Fantasien gefolgt: Herr X. situiert mich in einer Rolle, in der ich niemals sein will, er macht mich zum Chef einer Anstaltspsychiatrie uralten Zuschnitts, der ich nicht sein will, zum austauschbaren Vertreter einer historisch belasteten Zunft.
3. Ich stelle mich auch ein auf die völlige Unklarheit, die der negativistische Wahn bedeutet, und die Anmutung, dass alles in Auflösung ist. Ich stelle mich darauf ein, Herrn X. erst einmal *nicht* zu verstehen.
4. Ich lasse eine Zone der Unbestimmtheit zu; ich will Herrn X. im Gespräch zu nichts drängen, ich will an ihn auch keine Medikamenteneinnahme herantragen.
5. Ich sage Herrn X. einiges, das ihn anspricht, weil es ihn nicht verpflichtet, etwas zu geben, was er nicht geben kann; dann schenkt er mir das Beste, das er haben kann: seinen Blick.

Gaetano Benedetti hat im Rahmen seines Positivierungsansatzes von »kommunikativer Psychopathologie« gesprochen; sie besagt, dass der Therapeut die in der Latenz vorhandenen kreativen Seiten der Symptombildung wahrnehmen und ansprechen kann und sollte. Der Therapeut nutzt also nicht nur die eigene Reaktion auf den Patienten, er versteht auch das Symptom als Ausdrucksform seiner Subjektivität. Daraus folgt, wie bedeutsam es in der Psychotherapie auch immer sein mag, dass der Therapeut sich in die Sprache des Patienten eindenkt und sie übernimmt, und zwar nicht nur aus empathischen Bedürfnissen, sondern um dem Patienten zu bestätigen, dass er Autor seiner eigenen Welterfahrung ist und dass alles das, was er zeigt, also auch das Symptom, etwas zu sagen hat, nicht nur für den objektiven Beobachter, sondern auch für ihn selbst. Damit wird die Sprache des Patienten als Welt- und Selbstdeutung ernst genommen. Kommunikative Psychopathologie versteht Pathologie als Mittel der Kommunikation, nicht als Anzeichen einer zerstörten Innenwelt, sondern als Mitteilung. Und damit wird es den Patientinnen und Patienten möglich, sich für einen Moment neurotisch zu restrukturieren und die depressiv-neurotischen Sorgen anzuerkennen.

Beziehungsdynamik und Psychopharmakologie

Psychopharmaka sind im Verlauf einer psychotischen Erkrankung meistens notwendig. Sie stellen eine große Hilfe in der Behandlung der Patientinnen und Patienten dar. Sie verfügen in der Regel über eine eigenständig biologische Wirkung, die in den Hirnstoffwechsel, meist auf der Ebene der synaptischen Verschaltung, eingreifen und auf verschiedenen Wegen das Angebot an neurochemischen Überträgerstoffen regulieren. Nicht aber die biochemischen Wirkmechanismen sind hier zu beschreiben, sondern die psychologischen Auswirkungen, die die Medikamente haben können.

Psychopharmaka wirken auf die psychische Struktur ein. Sie können die Persönlichkeit eines psychisch schwer kranken Menschen so weit stabilisieren, dass er durch diese Stabilisierung psychotherapiefähig wird. Psychopharmaka können durch die mit ihnen erreichte Affektdämpfung und Erlebenseinschränkung unter Umständen dem Patienten ermöglichen, ein aus der Balance gekommenes Gleichgewicht von Affekt und Struktur wieder zu erreichen. Durch die Medikamente können viele Patienten, die bislang von Psychotherapien ausgeschlossen gewesen sind, mit Gewinn an ihnen teilnehmen. Es gibt keinen inhaltlichen Antagonismus zwischen Psychopharmakologie und psychoanalytischer Psychotherapie. Freilich verändern Medikamente die therapeutische Beziehung und diese Einflüsse werden im Folgenden reflektiert.

Die Medikamentengabe und die Beziehungsperspektive

Was verändert sich in der therapeutischen Beziehung durch die Gabe von Psychopharmaka (Abel-Horowitz 1998)? Die Verordnung eines Medikaments ist mit einem Wechsel der Haltung verbunden: Der verordnende Arzt ist Fachmann, er muss auswählen, muss empfehlen, muss aufklären und überwachen. Sobald ein Medikament verordnet wird, wird also eine medizinische Beratungs- und Expertensituation geschaffen. Der Wechsel der Haltung akzentuiert sich in der Behandlung schizophren erkrankter Menschen ganz besonders; in der Regel werden Medikamente von ihnen nicht gern und manchmal auch nicht wirklich freiwillig eingenommen. Dann tritt zur medizinischen Rolle ein Machtdiskurs hinzu.

Wenn der Psychotherapeut selbst die Medikamente verordnet, dann bietet sich die ärztliche Funktion, die er im medizinischen Gefüge einnimmt, als eine Folie für Übertragungen an: Der Therapeut wird zum strafenden Vater, zur behütenden und sorgenden Mutter, zum abwesenden und aus der Ferne machtvoll agierenden Elternteil, wie auch immer (dazu auch Kapfhammer 1997). Der Diskurswechsel selbst löst Fantasien aus. Gehen wir von dem Fall aus, dass der Psychotherapeut seinen Patienten eine lange Zeit in einem analytischen Setting behandelt und der Patient immer depressiver wird, sodass der ärztliche Analytiker sich entschließt, Antidepressiva zu verordnen: Was vermittelt er dem Analysanden mit dieser Empfehlung oder Verordnung? Sie prägt die Übertragung und die Veränderung in der Beziehung wird vor dem Hintergrund der eigenen lebensgeschichtlichen Beziehungserfahrungen interpretiert.

Die medikamentöse Behandlung ist also immer auch in eine Beziehungsgeschichte eingelassen. Je nach der Qualität der

Beziehungsarbeit in Bezug auf die Medikamentengabe wird es mehr oder weniger gut gelingen, sich zu einigen. Wenn beispielsweise eine notwendig gewordene Zwangsmedikation nicht nachbesprochen, aufgeklärt und diese Episode in die gesamte therapeutische Beziehung eingebunden ist, ist das Vertrauen in den verantwortungsvollen Umgang des Therapeuten mit den Medikamenten sicher erschüttert oder infrage gestellt.

Das Medikament als Übertragungsort

Das Medikament selbst wird zum Bedeutungsträger in der therapeutischen Beziehung. An der Verordnung können sich Selbst- oder Objektfantasien festmachen: »Ich brauche, um vollständig zu sein, eine Krücke, allein bin ich defekt« – so lautet die Fantasie einer Patientin, die die Medikation in ihr Selbstbild integriert hatte, als Bestätigung ihrer Überzeugung, niemals aus eigener Kraft leben zu können. Ein Patient mit der Diagnose einer Schizophrenie, den ich psychotherapeutisch viele Jahre lang begleitete, wünschte ab und zu eine Veränderung der – von ihm insgesamt sehr gut tolerierten – neuroleptischen Medikation. Sobald ich zustimmte und noch bevor sie realisiert wurde, wurde er unruhig: Das Medikament war ein Rahmen, garantierte so etwas wie eine häusliche Ordnung, die der Patient infolge seiner Psychose gründlich verloren hatte. Die Veränderung signalisiert dann: Es ist nicht mehr alles beim Alten – und damit schon der Anfang vom Ende. Den meisten Therapeutinnen und Therapeuten ist die phobische Patientin gut vertraut, die den Tranquilizer in der Handtasche bei sich hat, ohne ihn einnehmen zu müssen.

Zur dynamischen Psychopharmakologie gehören die Übertragungen des Psychotherapeuten und die Anleitung seines Handelns durch Gegenübertragungen (Rubin 2001). Nicht nur der Patient, auch der Therapeut selbst überträgt auf das Medikament. Es kann zum Symbol seiner Selbstunsicherheit werden oder zum unerwünschten, aber tolerierten Dritten, zum Angriff auf das eigene psychotherapeutische Ich-Ideal, immer nur geduldet, nicht wirklich angenommen.

Wichtiger noch ist die Gegenübertragung (Purcell 2008). Schon die Indikationen zur Medikation folgen unter Umständen einer Gegenübertragungseinstellung; die Verordnung kann eine Reaktion auf den Hilferuf des Patienten sein, aber auch ein Versuch, sich seiner zu entledigen – wie doppeldeutig ist doch eigentlich die Formulierung, es werde ein Mensch »ruhiggestellt«. Das klingt beruhigend, schonend und hat doch im Sprachgebrauch eine Tönung von Gewalt, von Fremdbestimmung.

Medikament und Selbstwirksamkeit

Entscheidend für Patientinnen und Patienten in einer Krise ist die Frage nach der ihnen gebliebenen Autonomie und Selbstständigkeit. Für sie wird es einen entscheidenden Unterschied ausmachen, ob ihnen die Medikamente aufgezwungen worden sind, also die eigene Autonomie durch die Medikamente als gebrochen erlebt wird, oder ob umgekehrt zumindest im Behandlungsverlauf deutlich werden kann, dass die Medikamente das Ich-Gefühl verbessern, die Handlungsfähigkeit stärken, kurz: das Gefühl von Selbstwirksamkeit restaurieren können. Das macht die Therapie manischer Patienten so schwierig, weil die pharmakogene Dämpfung in der Regel als schwerer Verlust an Handlungsautonomie erlebt wird. Für den durch Halluzinationen und Verfolgungsideen geplagten Patienten hingegen kann das Medikament als wirkliche Unterstützung erfahren werden.

Die respektvolle, die Persönlichkeit des Patienten würdigende Beziehungsarbeit ist die Voraussetzung dafür, dass die Medikation als Zunahme an Selbstwirksamkeit erlebt wird. Aber der Zusammenhang lässt sich auch andersherum lesen: Wenn die Medikamente in das psychotische Erleben wirksam eingreifen, entspannen sie die Beziehung, sodass die Patienten für die therapeutischen Interventionen aufgeschlossener sind. Es können sich also positive wie negative Wechselwirkungen zwischen Beziehungsarbeit und Selbstwirksamkeitserleben ergeben.

Der Einsatz von Medikamenten kann nur *ein* Element der Behandlung sein. Sozio- und psychotherapeutische Unterstützung müssen hinzukommen. Vielfach können Medikamente erst eine positive Wirkung entfalten, wenn sie psychotherapeutisch flankiert werden.

Engagement in der Psychotherapie – Schlussbemerkung

Ganz besonders der psychotisch erlebende Mensch ist verschiedenen Dilemmata ausgesetzt, die er immer neu aufzulösen versuchen muss. Damit steckt auch die psychiatrisch-psychotherapeutische Behandlung voller Dilemmata, die es auszutarieren gilt:

1. Der psychodynamische Ansatz bringt das Erleben des Kranken näher, er erlaubt es aber nicht, sich auf einer von vornherein distanzierten Position auszuruhen, sondern verlangt Engagement, die affektive Beteiligung an der Beziehung zum psychotisch erkrankten Menschen, die Bereitschaft, sich ihm zu nähern, sich in seine Welt einzudenken. Zugleich aber ist es notwendig, sich vor Augen zu halten, wie fremd der andere immer wieder neu ist und werden kann, und diese Fremdheit zu akzeptieren.
2. Therapeutisches Engagement kann nicht einen Heilungseifer bedeuten, ebenso wenig wie die Anerkennung des Anderen in seiner Fremdheit in therapeutischer Resignation oder Passivität enden kann. Die Geschichte der Psychiatrie ist voll von Beispielen dafür, welche schrecklichen Folgen es haben kann, wenn dieses Dilemma zwischen Engagement (zur Veränderung) und Akzeptanz (der Andersheit) nicht ertragen werden kann.
3. Wer psychodynamisch mit psychotisch Erkrankten arbeitet, muss bei allem persönlichen Einsatz wissen, dass er nicht allein tätig sein kann, es aber auch gar nicht muss. Dass die Psychopharmaka eine Rolle in fast allen Behandlungen spielen, ist nicht die Folge eines Versagens verstehender Psychotherapie, sondern weist auf die Multidimensionali-

tät des Krankheitsgeschehens hin. Ebenso wichtig ist es, nicht zuletzt um Missverständnisse abzuwehren, darauf hinzuweisen, dass die Arbeit mit dem Einzelnen nur einen Ausschnitt der therapeutischen Arbeit darstellt, und nur auf diesen ist im vorliegenden Buch fokussiert worden: Niemand wird allein krank, niemand wird allein (oder zu zweit) gesund. Jede psychodynamische Therapie muss auch Sozialpsychiatrie sein, eingebettet in eine gemeindenahe und eine auf die Angehörigen zentrierte Arbeit. Aber auch die Umkehr ist richtig: Eine Sozialpsychiatrie ohne ein psychodynamisches Verstehen bleibt einseitig und droht zu einem Sozialmanagement zu werden.

4. Wer sich auf die psychodynamisch angeleitete Psychotherapie psychotisch erkrankter Menschen einlässt, kann sich auf wertvolle theoretische und klinische Konzepte stützen. Gleichwohl ist die persönliche Begegnung mit dem psychotisch Kranken immer auch ein Wagnis, das durch die Theorien nie ganz vorweggenommen und abgesichert werden kann. Die Psychotherapie der Psychosen verlangt Fachwissen, sie ist voraussetzungsreich, wie das vorgestellte psychoanalytische Faktorenmodell gezeigt hat. Ein Engagement in guter Absicht, aber ohne die gute Aus- und Weiterbildung ist fahrlässig. Eine Anwendung theoretischer Kenntnisse ohne Engagement hingegen ist wirkungslos.

Die psychiatrisch-psychotherapeutische Behandlung psychotischer Störungen spielt sich in der Regel nicht in einem »reinen« Setting ab, das frei wählbar und einvernehmlich gestaltbar ist. Wenn ein Setting verstanden und gebilligt und eingehalten werden kann, ist ja schon sehr viel erreicht worden. Die Psychodynamik der Psychosen zu kennen ist also nicht allein und vielleicht nicht einmal in erster Linie wichtig für die therapeutische Begegnung mit psychotisch kranken Menschen, sondern sie ist wichtig für die vielgestaltige, oft beunruhigende, störende Situation der psychiatrisch-psychotherapeutischen Behandlung. Psychodynamische Kenntnisse sollten also ebenso in der Praxis des Psychoanalytikers hilfreich sein wie auf der Akutstation einer psychiatrischen Klinik, in der sozialen Rehabilitation ebenso wie in der Psychopharmakologie.

Literatur

Abel-Horowitz, J. (1998): Psychopharmacotherapy During an Analysis. Psychoanal. Inq. 18, 673–701.

Arbeitskreis OPD (Hg.) (2006): Operationalisierte psychodynamische Diagnostik. Bern et al. (Huber).

Arnim, A. von; Joraschky, P. & Lausberg, H. (2007): Körperbilddiagnostik. In: Geißler, P. & Heisterkamp, G. (Hg.): Psychoanalyse der Lebensbewegungen. Wien, New York (Springer), S. 165–196.

Benedetti, G. (1983): Psychosentherapie. Psychoanalytische und existentielle Grundlagen. Stuttgart (Klett).

Benedetti, G. (2002): Der Geisteskranke als Mitmensch. Göttingen (Vandenhoeck & Ruprecht).

Bick, E. (1990): Das Hauterleben in frühen Objektbeziehungen. In: Bott Spillius, E. (Hg.): Melanie Klein heute. Band 1. München/Wien (Verlag Internationale Psychoanalyse), S. 236–240.

Bion, W.R. (1957): Zur Unterscheidung von psychotischen und nicht-psychotischen Persönlichkeiten. In: Bott Spillius, E. (Hg.): Melanie Klein heute. Band 1. München/Wien (Verlag Internationale Psychoanalyse) 1990, S. 75–99.

Bion, W.R. (1959): Angriffe auf Verbindungen. In: Bott Spillius, E. (Hg.): Melanie Klein heute. München/Wien (Verlag Internationale Psychoanalyse) 1990, S. 110–129.

Bion, W.R. (1962): Lernen durch Erfahrung. Frankfurt a.M. (Suhrkamp) 1990.

Blankenburg, W. (1971): Der Verlust der natürlichen Selbstverständlichkeit. Stuttgart (Enke).

Bleuler, E. (1911): Dementia praecox oder Gruppe der Schizophrenien. Leipzig/Wien (Deuticke).

Borens, R. (1993): Fragmentarische Überlegungen zur Psychose. RISS 22, 40–48.

Borens, R. (1995): Das fehlende Nein. Ein Beitrag zum Verständnis der Psychose. In: Lempa, G. & Troje, E. (Hg.): Psychoanalytische Technik, ihre Anwendung und Veränderung in der Psychosentherapie. Forum der psychoanalytischen Psychosentherapie 10, 50–65.

Britton, R. (1998): Belief and imagination. London (Routledge).
Burgoyne, B. & Sullivan, M. (1997): The Klein-Lacan Dialogues. London (Rebus Press).
Ciompi, L. (1982): Affektlogik. Stuttgart (Klett-Cotta).
Conrad, K. (1958): Die beginnende Schizophrenie. Stuttgart (Thieme) 1979.
Dilling, H.; Mombour, W. & Schmidt, M.H. (Hg.) (1991): Internationale Klassifikation psychischer Störungen. Bern et al. (Huber).
Eissler, K.R. (1971): Talent and genius: the fictitious case of Tausk contra Freud. New York (Quadrangle Books).
Elkisch, P. (1959): On Infantile Precursors of the »Influencing Machine« (Tausk). Psychoanal. St. Child. 14, 219–235.
Foucault, M. (1973): Die Geburt der Klinik. Eine Archäologie des ärztlichen Blicks. München (Hanser).
Foucault, M. (1984): Wahnsinn und Gesellschaft. Frankfurt a.M. (Suhrkamp).
Frank, M. (1986): Die Unhintergehbarkeit von Individualität. Frankfurt a.M. (Suhrkamp).
Freud, S. (1911): Psychoanalytische Bemerkungen über einen autobiographisch beschriebenen Fall von Paranoia (Dementia paranoides). GW VIII, S. 239–316.
Freud, S. (1914): Zur Einführung des Narzißmus. GW X, S. 137–170.
Freud, S. (1915): Das Unbewußte. GW X, S. 263–304.
Freud, S. (1923): Das Ich und das Es. GW XIII, S. 235–290.
Freud, S. (1924a): Neurose und Psychose. GW XIII, S. 387–391.
Freud, S. (1924b): Der Realitätsverlust bei Neurose und Psychose. GW XIII, S. 363–368.
Freud, S. (1925): Die Verneinung. GW XIV, S. 11–15.
Freud, S. (1927): Fetischismus. GW XIV, S. 311–317.
Gadamer, H.G. (1960): Wahrheit und Methode. Tübingen (Mohr Siebeck).
Glatzel, J. (1978): Allgemeine Psychopathologie. Stuttgart (Enke).
Gonther, U. & Schlimme, J. (Hg.) (2011): Hölderlin und die Psychiatrie. Bonn (Psychiatrie Verlag).
Green, A. (1983): Narcissisme de vie, narcissisme de mort. Paris (Les Éditions de Minuit).
Green, A. (1990): La folie privée. Psychanalyse des cas-limites. Paris (Gallimard).
Green, A. (1993): Le travail du négatif. Paris (Les Éditions de Minuit).
Green, A. (2001): Todestrieb, negativer Narzissmus, Desobjektalisierungsfunktion. Psyche 55, 869–877.
Gruhle, H.W. (1953): Verstehen und Einfühlen. Gesammelte Schriften. Heidelberg et al. (Springer).
Hartwich, P. & Gruber, M. (2003): Psychosen-Psychotherapie. Stuttgart (Steinkopff).
Haug, H.J. (2002): Psychopathologie mit Glossar. In: Müller-Spahn, F. & Gaebel, W. (Hg.): Diagnostik und Therapie psychischer Störungen. Stuttgart (Kohlhammer), S. 738–752.
Heim, R. (2005): Paarungen, Passagen – Das Imaginäre zwischen M. Klein und J. Lacan. Journal für Psychoanalyse 44, 35–60.

Holzhey-Kunz, A. (2002): Das Subjekt in der Kur – Über die Bedingungen psychoanalytischer Psychotherapie. Wien (Passagen).

Holzhey-Kunz, A. & Läpple, A. (2008): Existenzanalyse und Daseinsanalyse. Paderborn (UTB).

Janzarik, W. (Hg.) (1979): Psychopathologie als Grundlagenwissenschaft. Stuttgart (Enke).

Janzarik, W. (1988): Strukturdynamische Grundlagen der Psychiatrie. Stuttgart (Enke).

Jaspers, K. (1913): Allgemeine Psychopathologie. Heidelberg et al. (Springer) 1973.

Kapfhammer, H.P. (1997): Psychotherapeutische und pharmakotherapeutische Ansätze in der Behandlung von depressiven Störungen. In: Buchheim, P. (Hg.): Psychotherapie und Psychopharmakologie. Stuttgart (Schattauer), S. 31–54.

Klein, M. (2001): Das Seelenleben des Kleinkindes und andere Beiträge zur Psychoanalyse. Stuttgart (Klett-Cotta).

Küchenhoff, J. (1998): Teilstationäre Psychotherapie. Stuttgart (Schattauer).

Küchenhoff, J. (2003): Psychotherapie und die Anerkennung des Fremden. Kommentar zu D. Orlinsky. Psychotherapeut 48, 410–419.

Küchenhoff, J. (2005): Die Achtung vor dem Anderen. Wissenschaft Weilerswist (Velbrück).

Küchenhoff, J. (2006a): Braucht die internationale klassifizierende Diagnostik noch die Psychodynamik – und wozu? In: Böker, H. (Hg.): Psychoanalyse und Psychiatrie. Heidelberg et al. (Springer), S. 205–222.

Küchenhoff, J. (2006b): Denken an den Anderen. Psychoanalyse im Widerspruch 35, 7–25.

Küchenhoff, J. & Warsitz, P. (1992): Labyrinthe des Ohres. Würzburg (Königshausen & Neumann).

Küchenhoff J. & Warsitz, P. (1993): Zur Theorie der psychoanalytischen Psychosentherapie, oder: Gibt es eine Umkehr der Verwerfung des »Namens des Vaters«? In: Heinz, R.; Kamper, D. & Sonnemann, U. (Hg.): Wahnwelten im Zusammenstoß. Die Psychose als Spiegel der Zeit. Berlin (Oldenbourg), S. 163–180.

Lacan, J. (1975): Funktion und Feld des Sprechens und der Sprache in der Psychoanalyse. In: Schriften I. Frankfurt a.M. (Suhrkamp), S. 71–170.

Lacan, J. (1997a): Das Ich in der Theorie Freuds und in der Technik der Psychoanalyse. Das Seminar von Jacques Lacan: Buch II (1954–1955). Weinheim (Quadriga).

Lacan, J. (1997b): Die Psychosen: Das Seminar von Jacques Lacan: Buch III (1955–1956). Weinheim (Quadriga).

Lempa, G. (2006): Schizophrenie-Screening und anschließende Frühintervention. In: Juckel, G.; Lempa, G. & Troje, E. (Hg.): Psychodynamische Therapie von Patienten im schizophrenen Prodromalzustand. Göttingen (Vandenhoeck & Ruprecht), S. 21–41.

Lucas, R. (2009): The Psychotic Wavelength. New Library of Psychoanalysis. London (Routledge).

Maier, C. (2008): Stupor und Hass in der Gegenübertragung – als Resonanz der Psychose. Psyche 62, 771–797.

McDougall, J. (1988): Theater der Seele: Illusion und Wahrheit auf der Bühne der Psychoanalyse. München/Wien (Verlag Internationale Psychoanalyse).
Meltzer, D. (1975): Adhesive identification. Contemporary Psychoanalysis 11, 289–310.
Melville, H. (2004): Bartleby, der Schreiber. Eine Geschichte aus der Wall Street. Frankfurt a.M. (Insel).
Mentzos, S. (2006): Psychodynamische Diagnostik und Therapie psychotischer prodromaler Syndrome. In: Juckel, G.; Lempa, G. & Troje, E. (Hg.): Psychodynamische Therapie von Patienten im schizophrenen Prodromalzustand. Göttingen (Vandenhoeck & Ruprecht), S. 42–53.
Mentzos, S. (2009): Lehrbuch der Psychodynamik. Die Funktion der Dysfunktionalität psychischer Störungen. Göttingen (Vandenhoeck & Ruprecht).
Mentzos, S. & Münch, A. (Hg.) (2007): Britische Konzepte der Psychosentherapie. Göttingen (Vandenhoeck & Ruprecht).
Mentzos, S. & Münch, A. (Hg.) (2010): Reflexionen zu Aspekten einer Theorie der Psychosen. Göttingen (Vandenhoeck & Ruprecht).
Money-Kyrle, R. (1981): The Collected Papers of Roger Money-Kyrle. Ed. D. Meltzer. Perthshire (Clunie Press).
Müller, T. (2009): Die psychotische Transformation der Persönlichkeit. Psyche 63, 748–772.
Müller-Spahn, F. & Gaebel, W. (Hg.) (2002): Diagnostik und Therapie psychischer Störungen. Stuttgart (Kohlhammer).
Ogden, T. (1994): The analytic third: working with intersubjective clinical facts. Int. J. Psychoanal. 75, 3–19.
Ogden, T. (1995): Frühe Formen des Erlebens. Heidelberg et al. (Springer).
Orlinsky, D. (2003): Störungsspezifische, personenspezifische und kulturspezifische Psychotherapie: Erkenntnisse aus Psychotherapieforschung und Sozialwissenschaften. Psychotherapeut 48, 403–409.
Pankow, G. (1975): Gesprengte Fesseln der Psychose. München (Kindler).
Peirce, C.S. (1983): Phänomen und Logik der Zeichen. Frankfurt a.M. (Suhrkamp).
Purcell, S. (2008): The Analyst's Attitude Toward Pharmacotherapy. J. Amer. Psychoanal. Assn. 56, 913–934.
Racamier, P.-C. (1982): Die Schizophrenen. Heidelberg et al. (Springer).
Roazen, P. (2002): Brudertier. Sigmund Freund und Victor Tausk. Die Geschichte eines tragischen Konflikts. Gießen (Psychosozial-Verlag).
Rosenfeld, H. (1964): Zur Psychogenese psychotischer Zustände. Frankfurt a.M. (Suhrkamp) 1981.
Rosenfeld, H. (1990): Sackgassen und Deutungen. München/Wien (Verlag Internationale Psychoanalyse).
Rubin, J. (2001): Countertransference factors in the psychology of psychopharmacology. In: J Am. Acad. Psychoanal. Dyn. Psychiatry 29, 565–573.
Sacerdoti, G. (1990): Paul-Claude Racamier. Antoedipe et ses destins. Rivista Psicoanal. 36, 742–760.
Saß, H. et al. (2003): Diagnostisches und statistisches Manual psychischer Störungen. Textrevision DSM-IV-TR. Göttingen (Hogrefe).
Saussure, F. de (1916): Grundfragen der Allgemeinen Sprachwissenschaft. Berlin (de Gruyter) 2001.

Scharfetter, C. (2002): Allgemeine Psychopathologie. Stuttgart (Thieme).
Schneider, G. (1995): Affirmation und Anderssein. Eine dialektische Konzeption personaler Identität. Opladen (Westdeutscher).
Schneider, K. (1980): Klinische Psychopathologie. Stuttgart (Thieme).
Schreber, D.P. (1973): Denkwürdigkeiten eines Nervenkranken. Frankfurt a.M. (Syndikat).
Segal, H. (1957): Bemerkungen zur Symbolbildung. In: Bott Spillius, E. (Hg.): Melanie Klein heute. Band 1. München/Wien (Verlag Internationale Psychoanalyse), 202–224.
Sennett, R. (1998): Der flexible Mensch. Berlin (Berliner).
Steiner, J. (1993): Psychic retreats. London (Routledge).
Tausk, V. (1914a): Über die Entstehung des Beeinflussungsapparates in der Schizophrenie. In: Gesammelte psychoanalytische und literarische Schriften. Wien/Berlin (Medusa) 1983, S. 245–286.
Tausk, V. (1914b): Zur Psychologie des alkoholischen Beschäftigungsdelirs. In: Gesammelte psychoanalytische und literarische Schriften. Wien/Berlin (Medusa) 1983, S. 134–162.
Tellenbach, H. (1961): Melancholie. Heidelberg et al. (Springer).
Thomä, D. (2002): Der bewegliche Mensch. Moderne Identität aus philosophischer Sicht. Forum der Psychoanalyse 18, 201–223.
Tustin, F. (1972): Autism and childhood psychosis. London (Hogarth Press).
Vogt, T. (2007): Verliebt – verkannt – verrückt. In: Widmer, P. (Hg.): Psychosen. Herausforderung für die Psychoanalyse. Bielefeld (transcript), S. 183–204.
Volkan, V. (2004): Das infantile psychotische Selbst und seine weitere Entwicklung. Göttingen (Vandenhoeck & Ruprecht).
Waldenfels, B. (1990): Der Stachel des Fremden. Frankfurt a.M. (Suhrkamp).
Waldenfels, B. (1997): Topographie des Fremden. Frankfurt a.M. (Suhrkamp).
Weizsäcker, V. v. (1950): Diesseits und jenseits der Medizin. Stuttgart (Koehler).
Winnicott, D.W. (1993): Vom Spiel zur Kreativität. 7. Aufl. Stuttgart (Klett-Cotta).
Wyss, D. (1973): Beziehung und Gestalt. Entwurf einer anthropologischen Psychologie und Psychopathologie. Göttingen (Vandenhoeck & Ruprecht).